マツケンサンバの ハッピー まちがいさがし

はじめましょう

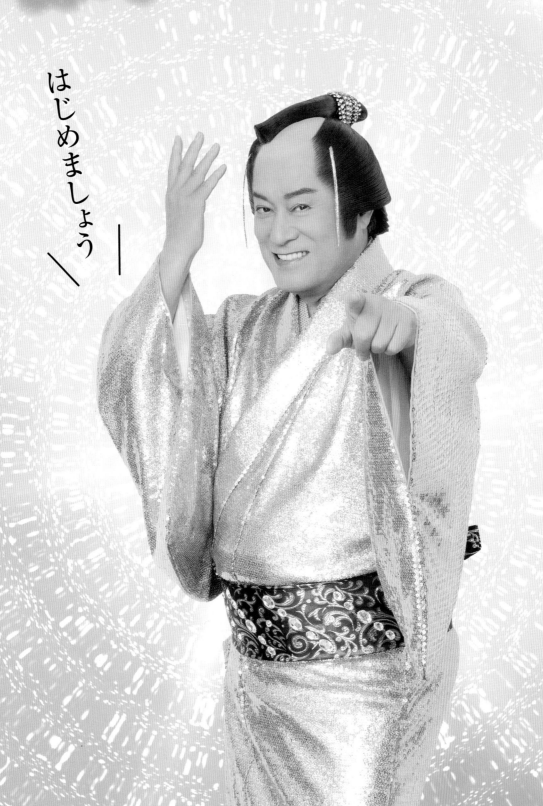

マツケンサンバ×間違い探しは脳の成長を促す最強の組み合わせ

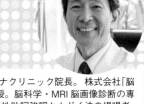

脳内科医、医学博士。加藤プラチナクリニック院長。株式会社「脳の学校」代表。昭和大学客員教授。脳科学・MRI脳画像診断の専門家。脳番地トレーニングや脳活性助詞強調おんどく法の提唱者。小児から超高齢者まで1万人以上をMRIで脳診断し治療。『一生頭がよくなり続ける もっとすごい脳の使い方』（サンマーク出版）ほか、著書・監修書は累計300万部を超える。

脳は鍛えれば何歳でも成長する

　記憶力を良くしたい、集中力を高めたい、やる気を出したい、気分転換をしたい……そんなとき、みなさんはどんな行動をとりますか？実はこれらを向上させるのに、「間違い探し」はとても有効なのです。

　何十兆個もの細胞が集まってできている私たちの体。それらの細胞がいろんな生化学変化を起こして生命活動を担っています。しかし、50歳を過ぎると細胞の老化のスイッチがオン。筋肉にせよ脳にせよ、自ら鍛えない限り、日々衰えていきます。ただし、ご安心ください。筋肉も脳も、いくつになっても鍛えることで、成長することがわかっています。

　では、どうしたら脳を成長させられるのでしょうか。そこには、脳が日頃どのような働きをしているかが関係してきます。簡単に説明すると、脳には同じような働きをしている神経細胞のまとまりがあり、それぞれに違う役割を担っています。私はそれらを120に区分し、「脳番地」と名付けました。また、その120ある「脳番地」は大きく8つに分類することができます。

　脳の中でもいちばん発達している「前頭葉」の位置にあるのが①～④の「思考系脳番地」「感情系脳番地」「伝達系脳番地」「運動系脳番地」。これらはいわゆるアウトプットの動きを担っています。反対にインプットの動きを担っているのが、脳の後方部分にある⑤～⑧の「聴覚系脳番地」「視覚系脳番地」「理解系脳番地」「記憶系脳番地」。「脳番地」はそれぞれがつながり、効果的に働いています。

　また、日頃の生活と直結しますから、研究者であれば①の「思考系脳番地」の働きが伸び、スポーツ選手であれば④の「運動系脳番地」の働きが伸びるなど、偏りが出ます。一方で、単独では応用した働きができないため、どこか

① 思考系脳番地
考える、決める、やる気、創る、集中するなどの働きを担う

② 感情系脳番地
笑う、泣く、怒る、楽しむなどの働きを担う

⑤ 聴覚系脳番地
音楽を聞く、話を聞くなど、耳で聞くこと全般の働きを担う

⑥ 視覚系脳番地
空間を認識するなど、目で見ること全般の働きを担う

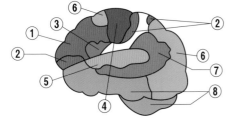

③ 伝達系脳番地
話す、伝えるなど、コミュニケーションの働きを担う

④ 運動系脳番地
走る、書くなど、体を動かすこと全般の働きを担う

⑦ 理解系脳番地
目や耳から入った情報を分析する、物事や理解する働きを担う

⑧ 記憶系脳番地
物事を覚える、思い出すことの働きを担う

の「脳番地」を鍛えると、連携したほかの「脳番地」の機能を高めることにもなります。

多くの人の脳を刺激する
マツケンサンバ

　間違い探しの場合、2つの図柄を対比させますから、目の働きに関する⑥の「視覚系脳番地」と、考える働きに関する①の「思考系脳番地」が鍛えられるでしょう。

　そもそも記憶力の向上や物忘れの改善には、「自ら探しにいく」「発見しにいく」という行為が非常に良いのです。なぜなら、好奇心の刺激につながるからです。脳を活性化させるうえで、自発的に新しいことを知りたいという欲求を刺激することは、もっとも大切なポイント。好奇心は脳の働きを良くするだけでなく、幸福感もアップさせます。逆に、似たような毎日を送ってマンネリな生活を送っている人は日々の発見が少ないため、ボケやすく、鬱からくる認知症のリスクが上昇します。

　「好奇心を刺激する」存在として、マツケンサンバは最適な存在と言えるのではないでしょうか。マツケンサンバの世界やマツケンは、今や老若男女に支持されていると聞きます。「人気がある」ということは、「どんな人にとっても刺激的なコンテンツ」ということ。多くの人が、見ているだけで脳を刺激されるのでしょう。また、脳は何をするにしても負荷がかかるため、当たり前ですが何もしないほうがラクという前提があります。そのため、脳をトレーニングする際も楽しく行えることが重要であり、それが持続性にもつながります。その点から見ても、「間違い探し」と「マツケンサンバ」の組み合わせは最強と言えるのではないでしょうか。

やる気や集中力を養い、
記憶力もアップするやり方

　本書にとりかかる、おすすめのタイミングとしては、まず、疲れたなと感じたときです。例えば、書類作成など文字を追う仕事をされた場合、同じ「脳番地」を使い続けているので、休憩してもなかなかすっきりしません。その際、絵や写真を見るなど逆のことをすると、別の「脳番地」が働いて活力が戻ってくるのです。つまり、「脳番地シフト」を行うと、気分転換ができて、やる気がみなぎってくるということです。学生さんで言えば、勉強の前後や集中力が続かないときに行うのも良いでしょう。大人の方の場合、家事の合間、仕事の行き帰りなどもおすすめです。1人で集中して行ってもいいですが、ご家族やお友達と一緒に、会話しながら楽しんで行うのも良いでしょう。「感情系脳番地」や「伝達系脳番地」を鍛えることにもつながります。

　また、本書に収録されている写真はどれも意欲を湧かせる要素がありますから、最初はじっくり写真を眺めてみましょう。そして、情報を覚えてから間違い探しをスタートしてみてください。その際、特に早く見つける必要はありません。早く見つけ出すことが楽しい人はタイムを決めてもいいですが、それがストレスになりかねず、間違いの箇所を探すことだけに躍起になりやすくなるため、まんべんなく脳を刺激することができないからです。

　もしも答えが見つけられないときは、写真を横から見たり、本を回転させて見たりしましょう。私たちが通常使っている目の動きは上下左右の移動が中心で、斜めの動きはあまりしていません。それゆえ、視線の角度を変えてみると間違いに気づきやすくなるでしょう。

さらに、多くの「間違い探し」は1度で終わらせてしまいがちですが、2度、3度行ってみるのもおすすめです。再挑戦する際は、正と誤を見比べずに、記憶をもとに行ってみましょう。最初に間違い探しを行う際は、2つの写真を比較してマッチングさせる行為であり、「思考系脳番地」「視覚系脳番地」「記憶系脳番地」などが刺激されます。2回目は最初に探すときよりも記憶力を使うことで、「記憶系脳番地」を伸ばすことにつなげましょう。

本来、人は、目の前の画面から消えたときに、初めてその映像を記憶します。しかし、現代人は「視覚系脳番地」と「記憶系脳番地」を連携させた「視覚記憶」をあまり使っていません。見たものを認知しただけで、次に見たものと入れ替えてしまうためです。2度目以降は記憶力の確認になりますから、時間を計ってみるのもいいでしょう。

マツケンの行動には
脳を成長させるヒントが満載

なにより、本書の中でマツケンがとっている行動には、「脳番地」を育てるヒントがたくさんつまっています。例をあげると、踊ることは「運動系脳番地」につながりますし、楽器を弾きながら歌うことは「聴覚系脳番地」と「運動系脳番地」を同時に伸ばすことになります。なかでも見習いたいのが、マツケンがいろんな挑戦をしていること。

脳は、年を重ねるほど新しい知識をたくさん入れないと成長しません。しかし、年をとるほど新しい行動をとりづらくなる人がほとんどかと思います。体も心も脳も若々しくいたいなら、「もう年だから」とか「自分には向いてない」などと言い訳せず、マツケンのようにいろんなことに挑戦してみましょう。それだけで、好奇心に満ちた毎日を送れるはずです。

思うに、マツケンサンバがなぜこれほどまでに求められるかと言えば、おそらく多くの人が本当はしたいとひそかに抱いている「半歩先の欲求」をかなえてくれるような存在だからではないでしょうか。人間は、光の指す方向や明るいほうへと惹かれます。まさに存在自体がミラーボールのように輝くマツケンの世界は、希望にあふれた世界なのでは。マツケンの見た目や行動には気持ちが明るくなるヒントが満載ですから、本書を行っているうちに、鬱々とした気分も改善されていくでしょう。ぜひ、楽しんで行ってみてください。

本書のやり方

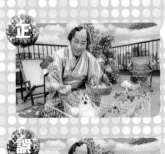
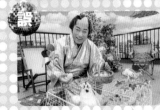

① 上の写真（正しい写真）をじっくり眺めましょう。
② 下の写真（誤った写真）から、5つの間違いを探しましょう。
※間違いは7つある写真もあります。（P12、36、66）
※間違いは書き込まず、記憶することをおすすめします。

③ 見つけ終えたら、解答ページ（P72〜）で答え合わせをしましょう。
④ すべて解き終わったら、改めてPart1から挑戦してみましょう。
※2度目は1度目よりも早く見つけられるかタイムを計ってみるのもいいでしょう。

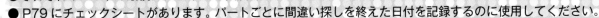

●それぞれのパートの最後に、マツケンや出演者たちがある「もの」を用いて「ボケ」をかましています。それも見つけましょう。

●P79にチェックシートがあります。パートごとに間違い探しを終えた日付を記録するのに使用してください。

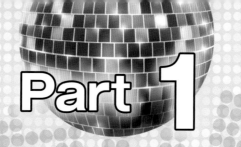

Part 1

マツケンの平日

明け方〜朝 編

今日がいい1日になるかは朝次第です！
今日を元気に過ごすためのマツケンの朝活に密着。

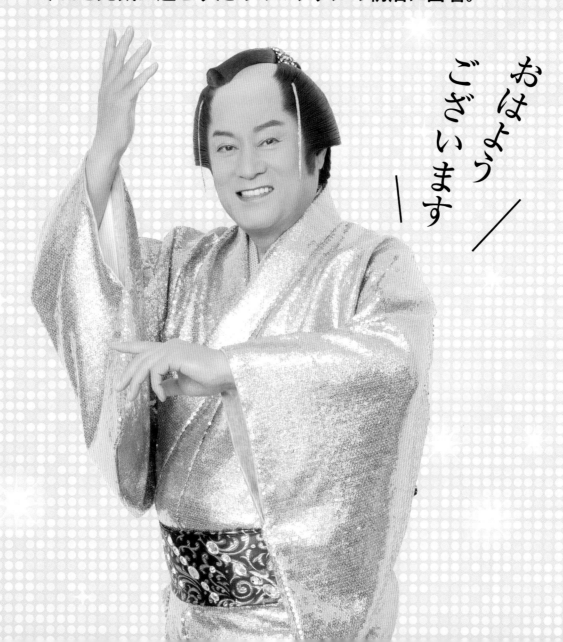

おはようございます—

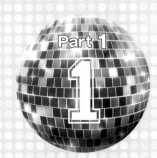

at 4:00

1 さわやかな目覚め

コケコッコー！　マツケンは朝、ニワトリの鳴き声でさわやかに起きます。
ニワトリがどこにいるかって？　それはのちほどのお楽しみ♪
ミニ虎の「ジャガーくん」が、マツケンの目覚めを見守ります。

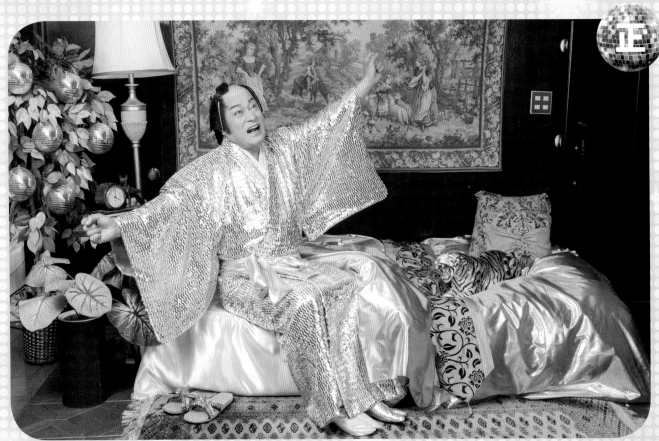

正

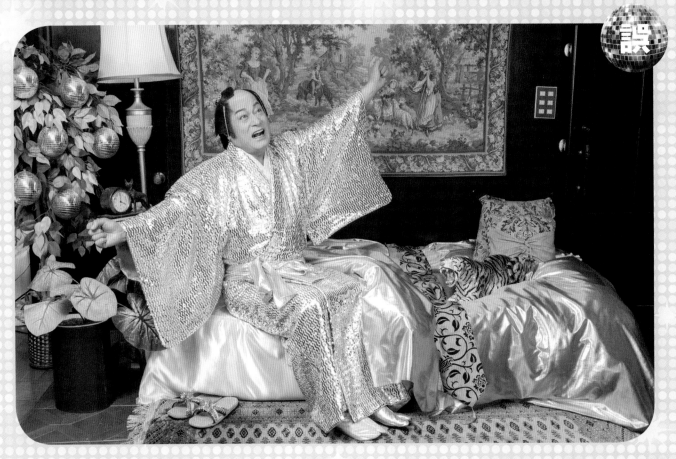

誤

解答は72ページ

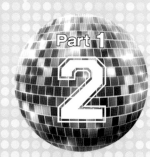

at 4:15

近所の川へ魚釣り

朝いちばんで魚釣りに出かけるマツケン。
キラキラの釣り竿に、魚が集まってくるとか、こないとか!?　玄関を出ると、
散歩から帰ってきたご近所のマサゴさんとバッタリ。朝が早いふたりなのです。

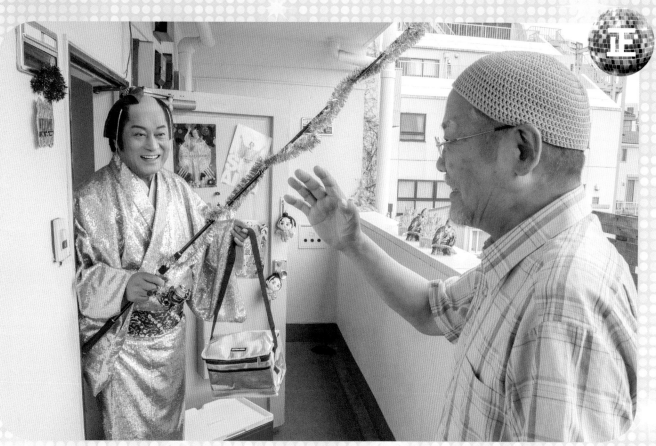

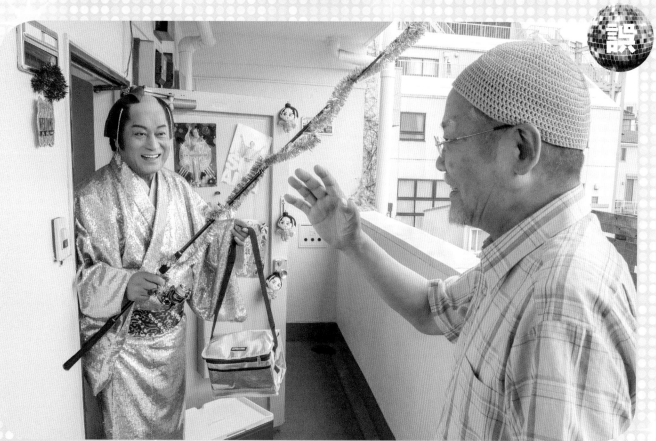

解答は72ページ

Part 1

3

at 5:00

ミラーボールの水やり

マツケンの世界に欠かせないものといえば、キラキラ光るミラーボール。
一度に大量に使うため、実はマツケンみずからミラーボールを育てています。
水をやりながら「大きくなれよ～」とにっこり。

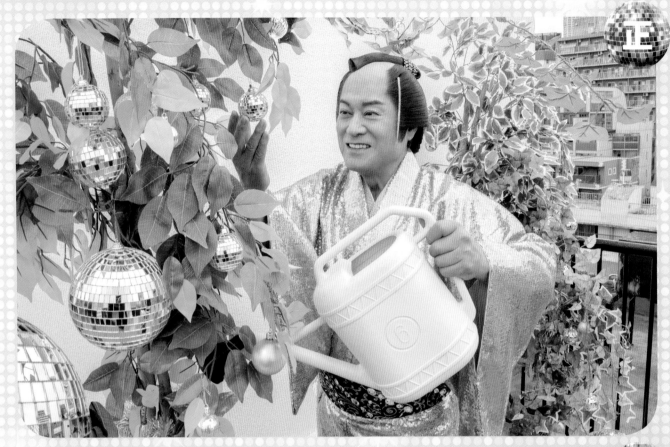

正

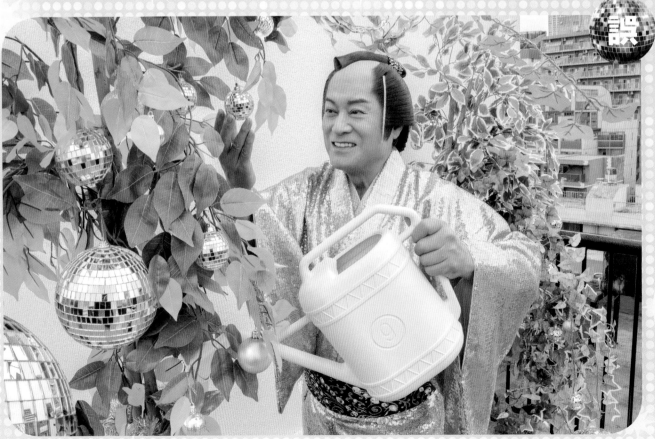

誤

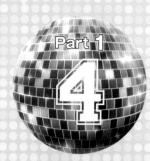

at 5:15

ミラーボールの収穫

ミラーボールを収穫していきます。マツケンの目の輝きと同じくらい光を放てるか。
輝きの度合いはもちろん、これ以上大きくならなそうであれば、
この時点でチョキン。真剣に見極めて作業します。

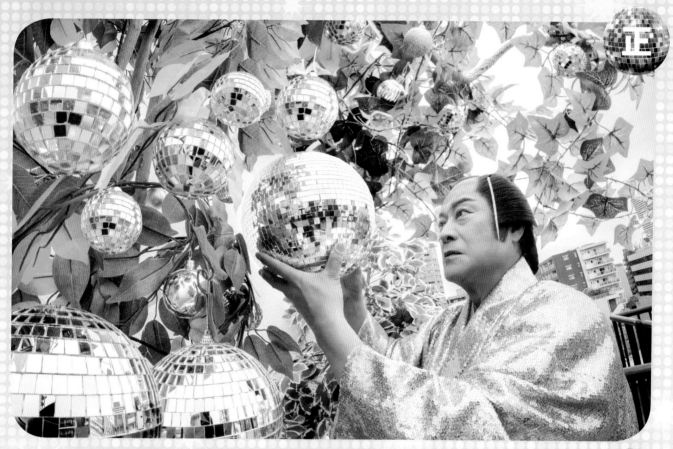

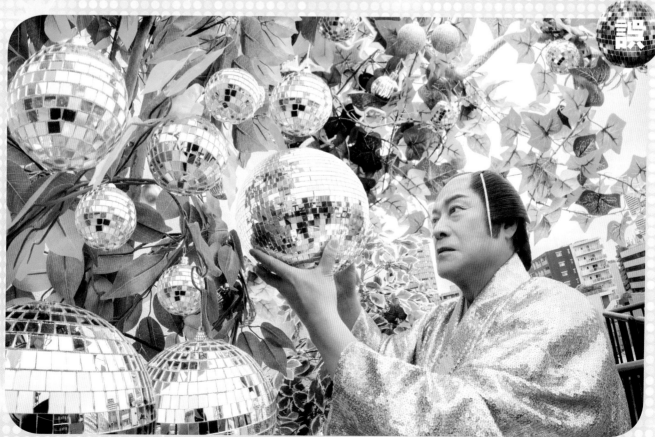

解答は72ページ

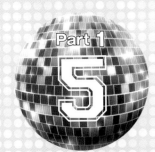

at 5:45

朝採れ卵の収穫

さわやかな朝の目覚めを演出してくれるニワトリの「コーちゃん」は、
毎朝、新鮮な卵を産んでくれます。コーちゃんに「今朝もありがとう」と
感謝の気持ちを伝えつつ、朝採れ卵をせっせと収穫。

1回目に 見つけられた数	2回目に 見つけられた数
個	個

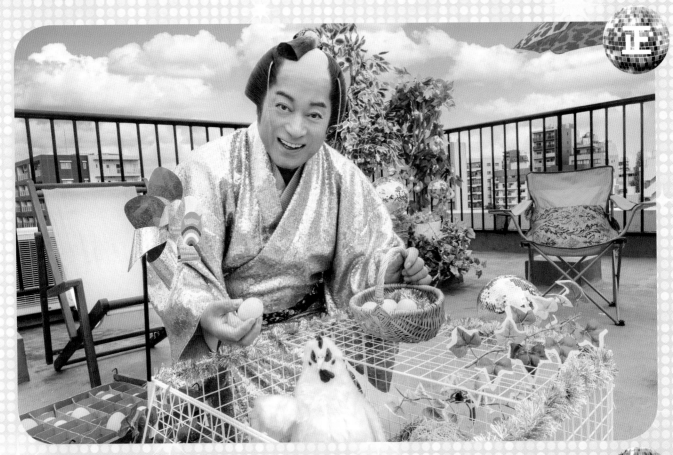

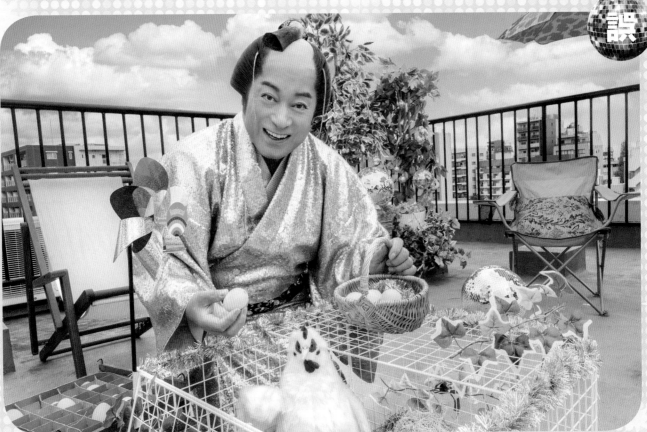

解答は72ページ

10

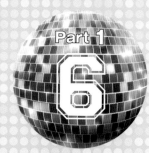

Part 1

6

at 6:00

朝食前の運動

ビシッとした背中は若さの象徴。体幹を鍛えるために、数年前から
バランスボール運動を取り入れました。黄色のマットに黄色のバランスボールと、
ここでも元気な黄色にこだわります。

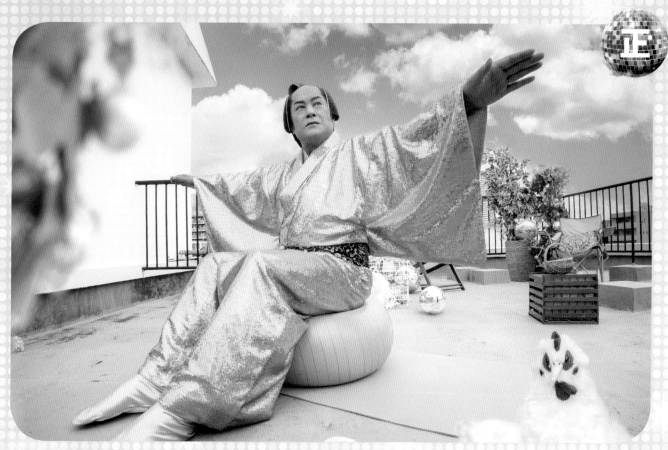

正

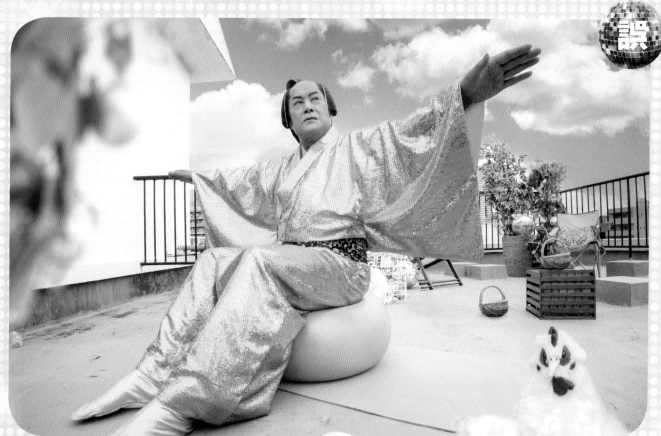

誤

解答は72ページ

11

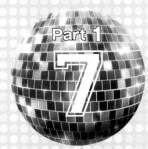

at 6:30

気合のスイカ割り

「ヤーーーッ」の掛け声とともに、スイカをバチーン。スイカが大好きなマツケンは、
朝から豪快にスイカ割り。腕を鍛えることもかねているのだとか。
朝ごはんまでにやることがたくさんありますね……。

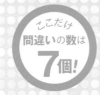

ここだけ
間違いの数は
7個!

1回目に 見つけられた数	2回目に 見つけられた数
個	個

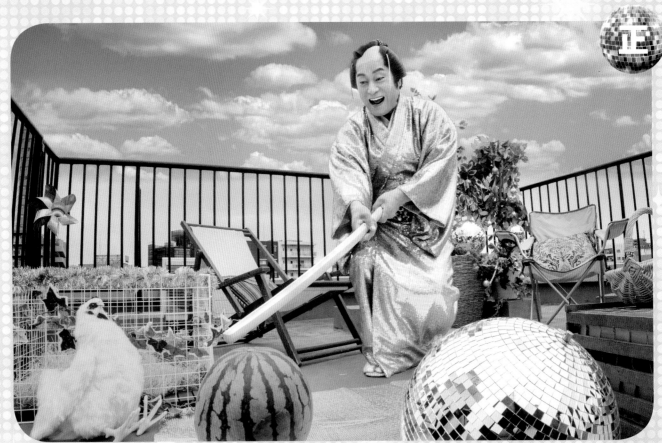

正

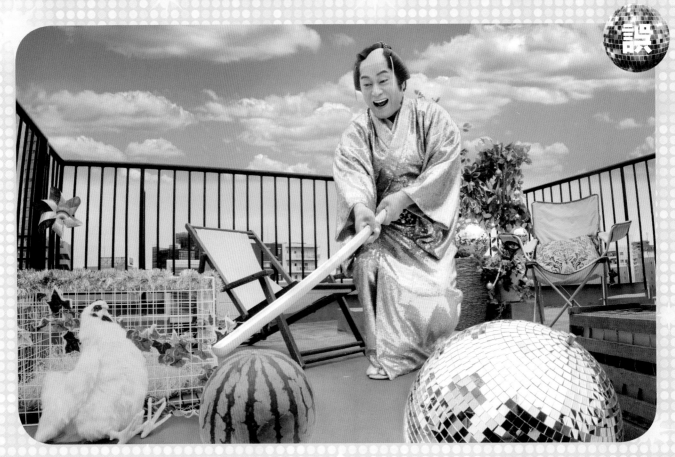

誤

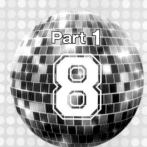

at 6:45

朝ごはん

お待ちかねの朝ごはん！ 「卵かけごはん、お刺身、スイカ、お味噌汁」が定番メニュー。
新鮮な自然の恵みをいただいて、エネルギーをチャージします。
収穫したミラーボールを眺めながら、コーちゃんといっしょにいただきます。

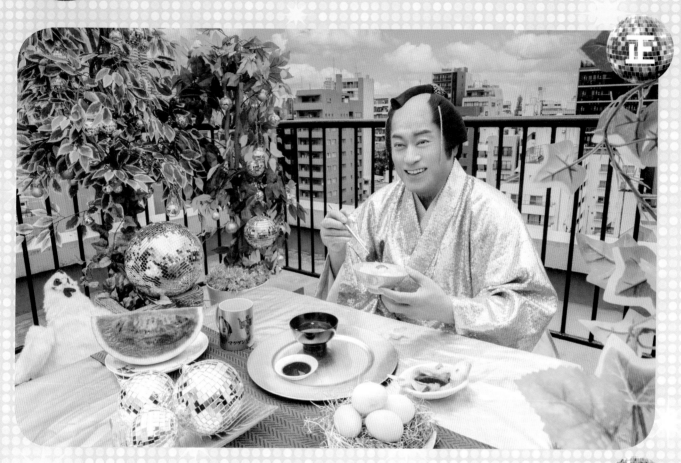

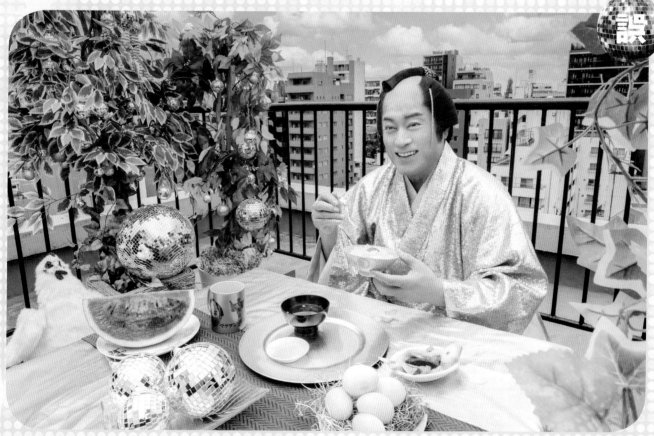

解答は72ページ

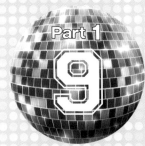
at 7:30
朝食後の運動 I

突然、異世界に行ってしまうことがあるマツケン。
待ち受けるどんな敵とも戦えるように、テニスの壁打ちで反射神経を鍛えています。
毎朝やり続けていたら、あれ？　瞬間移動ができるように!?

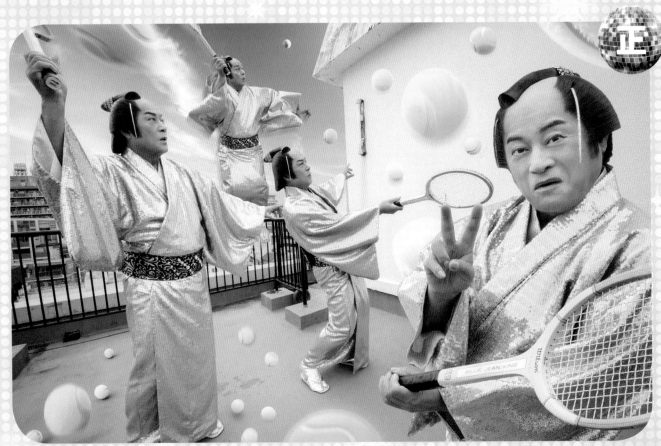

正

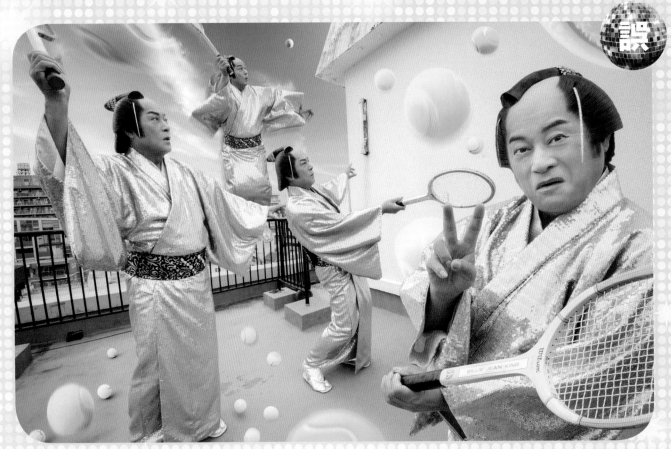

誤

解答は72ページ

14

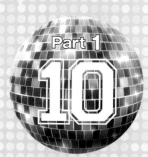

朝食後の運動Ⅱ

朝の仕上げは「ザ・筋トレ」。今日も世界の平和を願いながら、
近所の街並みを見つめてダンベルを1000回振りあげます。腹筋と腕立ても
1000回やるかどうかは、ご想像におまかせします。

1回目に 見つけられた数	2回目に 見つけられた数
個	個

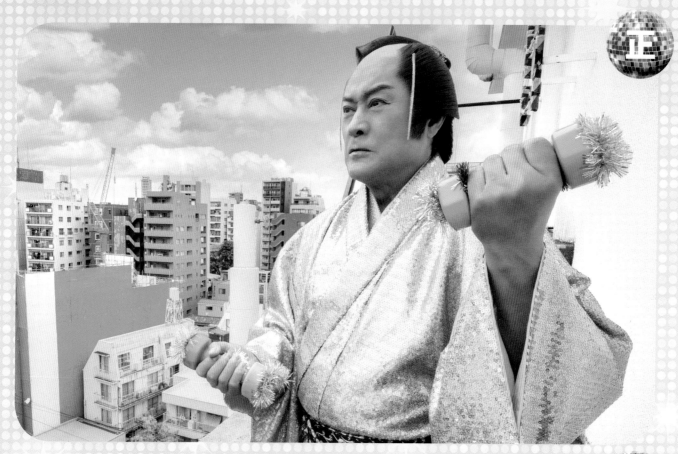

正

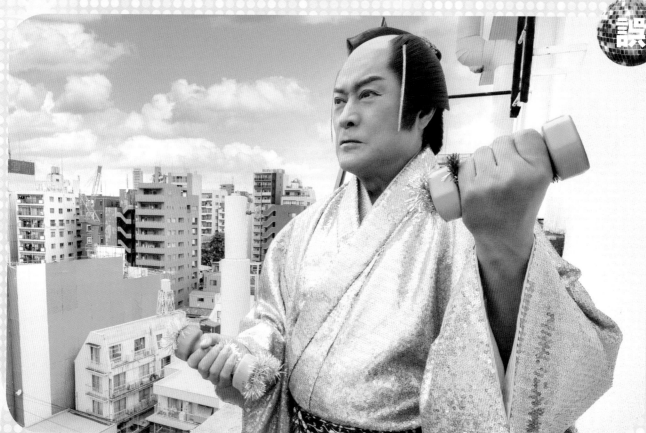

誤

解答は72ページ

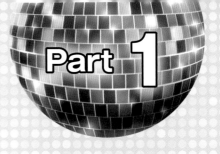

マツケンモノボケ

写真の中でマツケンが
ボケをかましています。
その部分を見つけてください。
わからない場合は、ヒントを！

ヒント
P.10の写真と
見比べてみて

ヒント
P.12の写真と
見比べてみて

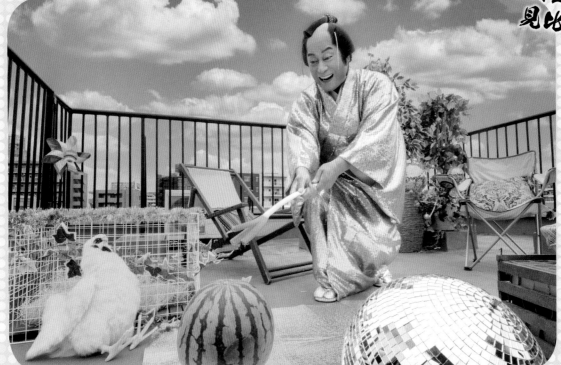

⬇
解答は
73
ページ

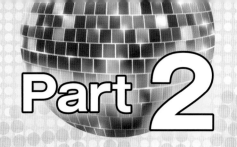

Part 2

マツケンの平日

午前中〜昼 編

マツケンは近頃いろんなお仕事をしています。
その舞台裏を特別にお届けっ！

こんにちは

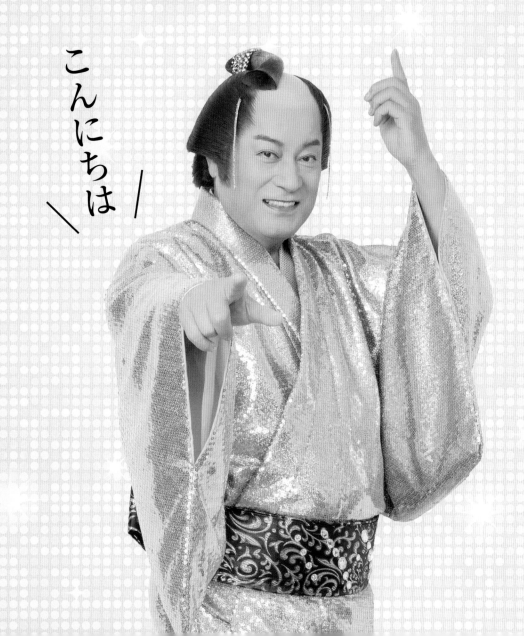

Part 2

1

at 9:00

ベストマイク選び

お客様にマツケンサンバをきちんとお届けするため、マイク選びを慎重に行います。
ステージの雰囲気と、自分のノドの調子にあう1本はどれか……。
プロたるもの、マイク選びですべては決まるのです。

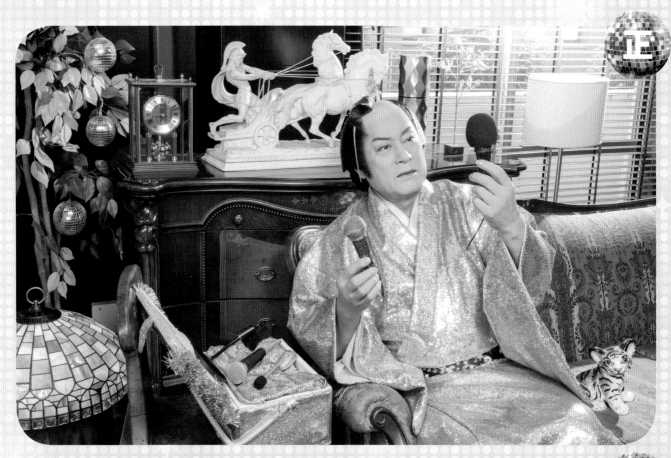

正

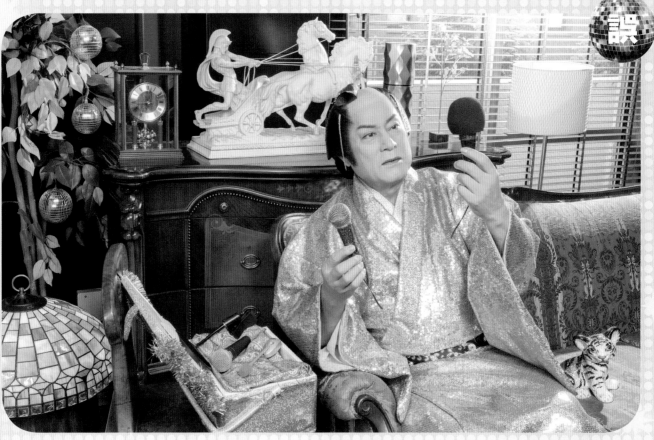

誤

解答は73ページ

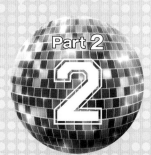

マツケングッズの検品

おかげさまで、いまや「ハッピーになれる」と若い方に大好評のマツケングッズ。
ちょっとでも変なところがあったなら、プロたるもの、失格です！
すみずみまでチェックチェック！！

1回目に 見つけられた数	2回目に 見つけられた数
個	個

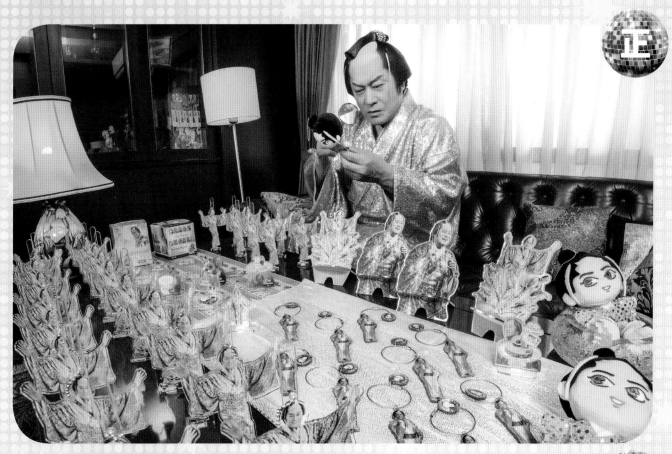

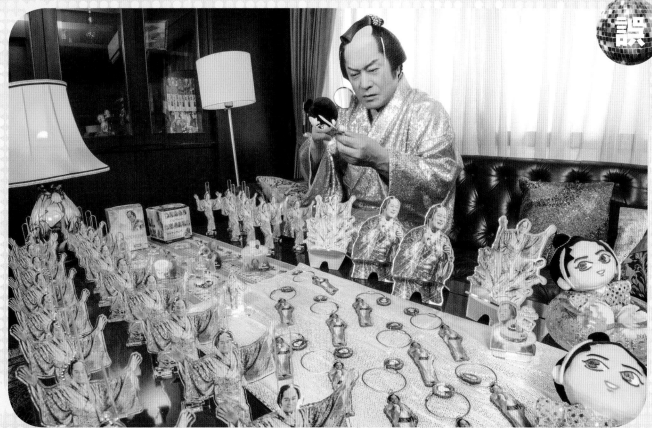

解答は73ページ

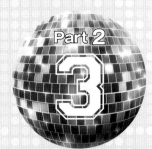

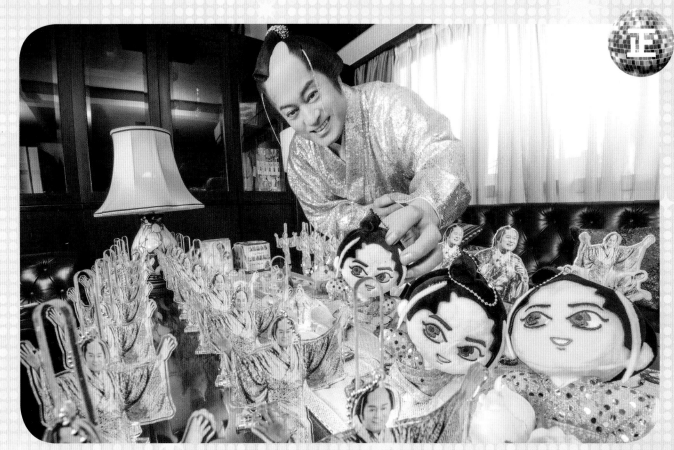

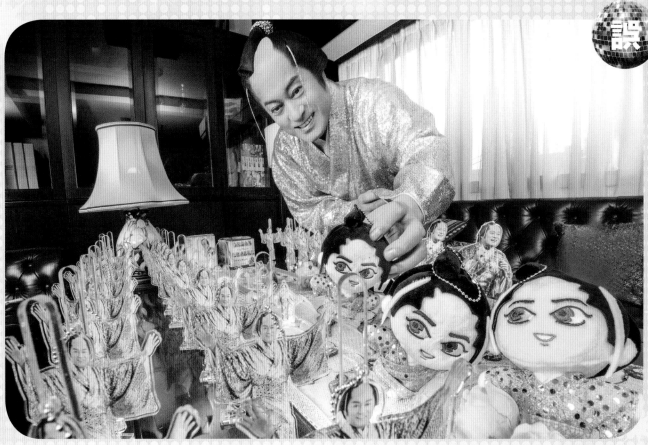

Part 2

3

at 18:00

今日の相棒の選定

グッズの検品作業を終えたら、仕事先に連れていく、今日の相棒をセレクト。
千手観音ポーズのアクリルスタンド、「歌っているアクリルスタンド」……
今日の相棒は「まちゅけん」ぬいぐるみに決定。

解答は
73
ページ

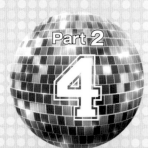
今日の衣装

マツケンの衣装って金色の着物だけでしょう？　いえいえ、実は青色もピンク色も、虹色だってあるんです。「今日は気分を変えて、イメチェンでもしてみようかな」……そんな声が聞こえてきます。

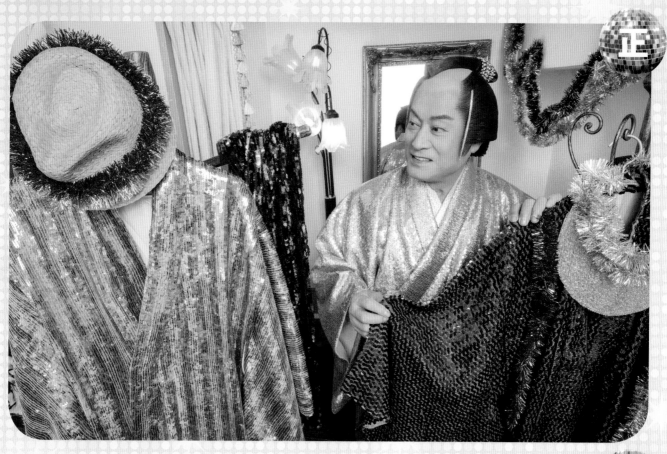

正

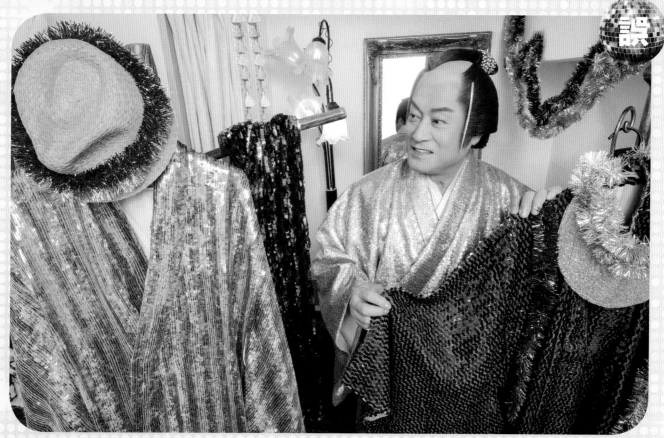

誤

解答は73ページ

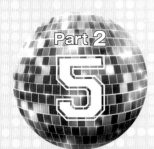

at 18:38

イメチェンI

銀色のサンバイザー、ピンクモールの麦わら帽子、マツケンの持っている小物は
やはりオリジナリティー満載です。色男の象徴の前髪「シケ」を
今日はちょっとピンクにしてみようと考え中……？

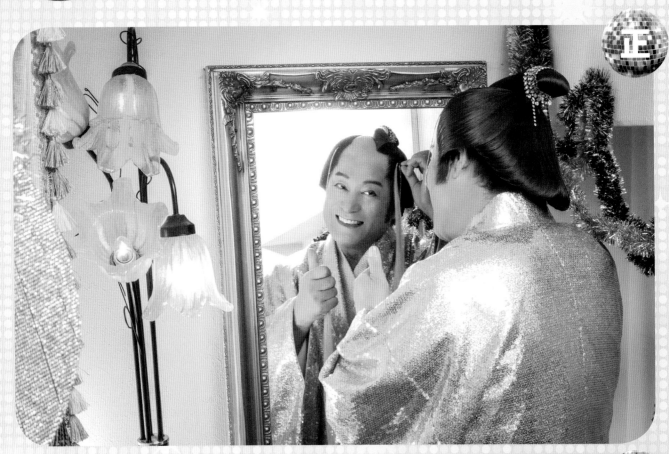

正

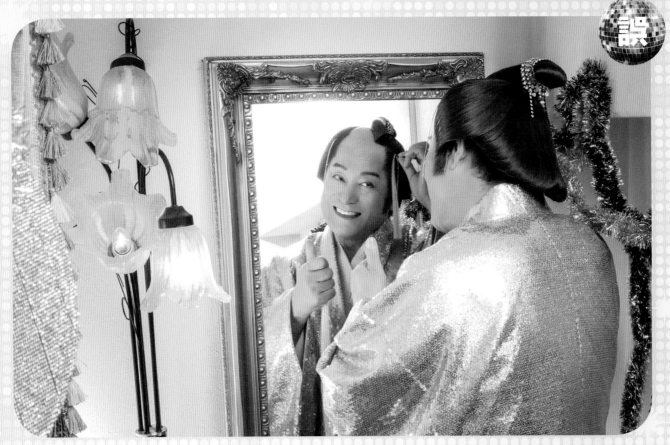

誤

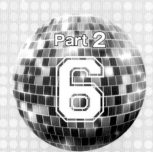

イメチェンⅡ

「シケ」のピンクはちょっと遊びすぎだと断念したのか、
今度は衿にサングラスをさして、なにやら考え中。つねにみんなを楽しませたい
マツケンは、見た目のアップデートも真剣に考えているのです。

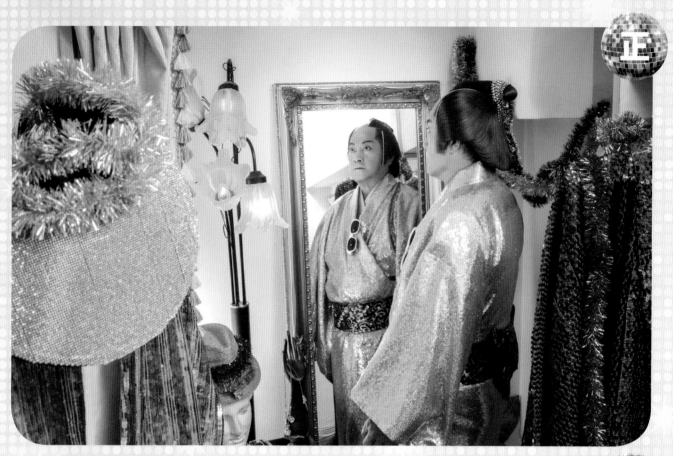

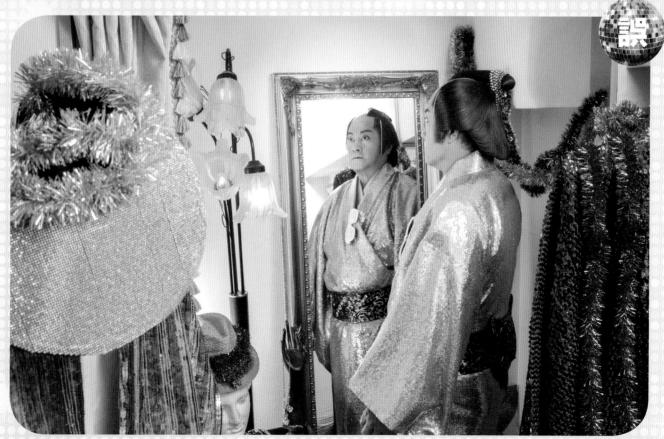

解答は73ページ

at 11:00

7 新曲の考案

「マツケンサンバⅡ」以外にも、「マツケン・アスレチカ」「マツケンのええじゃないか」など、
マツケンの曲はたくさんあります。新曲を作るため、ピアノをポロロン。
いいフレーズをひらめいたようで……。

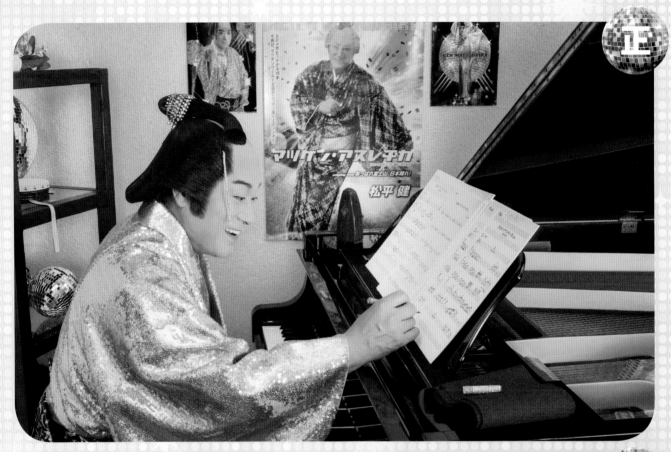

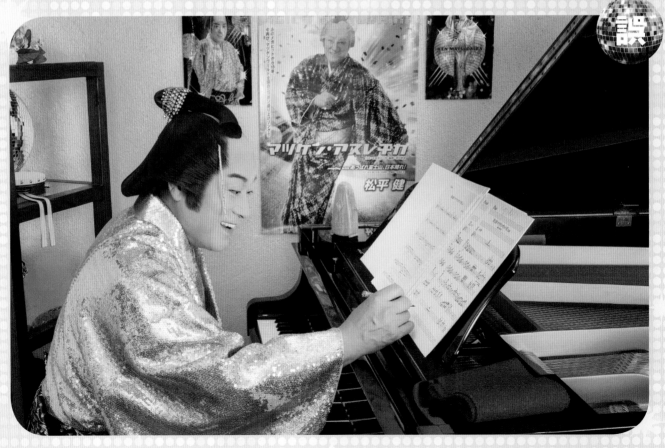

解答は73ページ

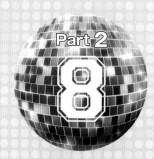

at 12:00

歌の練習

いつでもどこでもマツケンサンバを正確に美しく響かせるため、
歌の練習だって欠かしません。ステージに立ったときに見える
お客さんの顔を思い浮かべながら、ギターを抱いて「マツケンサンバ―♪」。

1回目に 見つけられた数	2回目に 見つけられた数
個	個

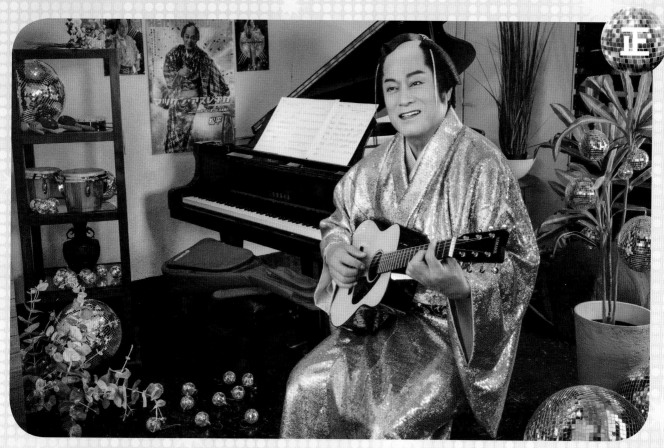

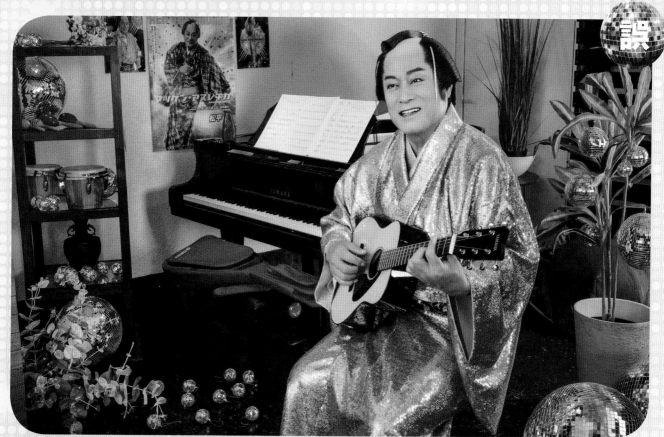

解答は73ページ

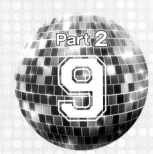

at 13:00

マツケンサンバ教室Ⅰ

ご近所のマサゴさんから、「孫の誕生会でマツケンサンバを踊りたいから教えて」
というリクエストが。実際のサンバ棒を使って、マツケンみずから教えていきます。
マサゴさん、はたしてついてこられるかな？

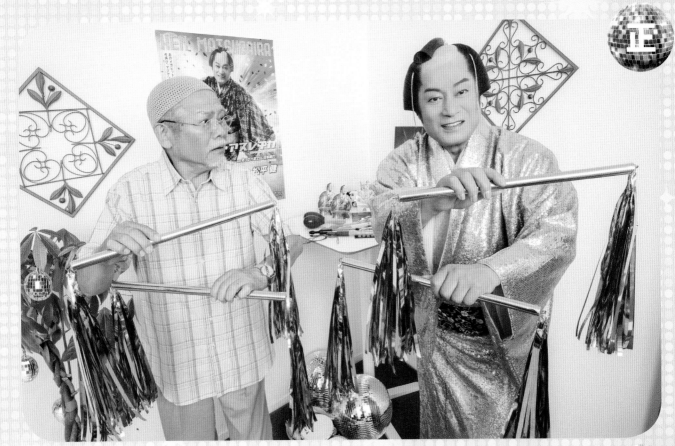

正

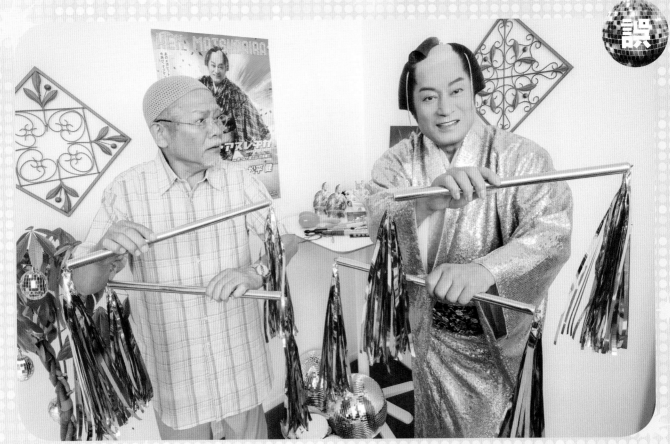

誤

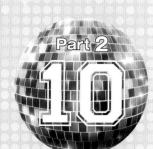

Part 2
10
マツケンサンバ教室Ⅱ

ひと通り、振りを教えたので、「マツケンサンバⅡ」の曲をかけて踊ってみることに。
ああ！　マサゴさん、あとちょっとのところで間違えてしまった！
マツケン先生もくやしい顔。がんばって～！

1回目に 見つけられた数	2回目に 見つけられた数
個	個

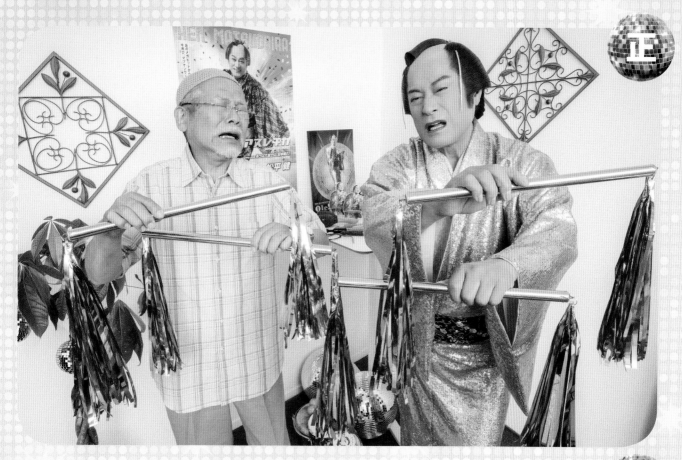

正

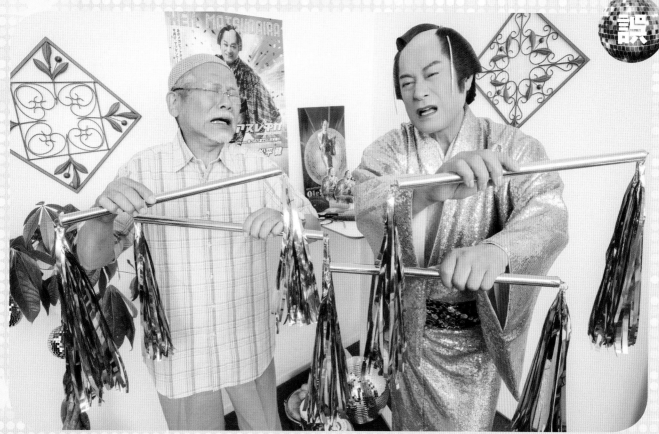

誤

解答は74ページ

at 14:18

異世界転移できるかな

漫画の中で、異世界転移をしているマツケン。マサゴさんを見送ったあと、
ふと思いつき、ほうきとフラフープで、ちょっと遊んでみることに。
漫画のように異世界へ行けるかな☆　なんて……。

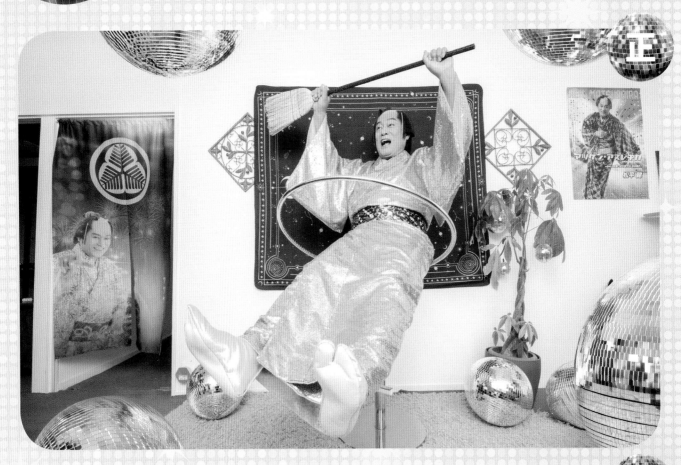

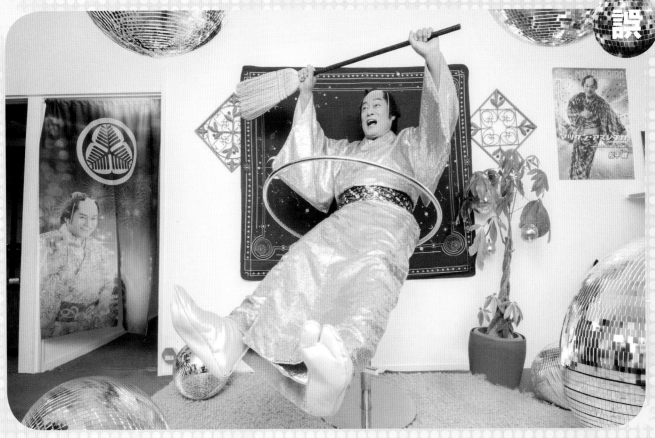

解答は74ページ

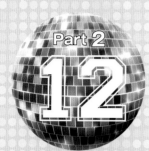

at 14:15

異世界転移してる……!?

え？　えっ？　え───────!?　なにやらあやしい光が出てきた。
体も浮いてきたぞ。どうなっているんだ、これは───!!
もしや、異世界へ行ってしまうのか？　そんな声が聞こえてきます。

1回目に 見つけられた数	2回目に 見つけられた数
個	個

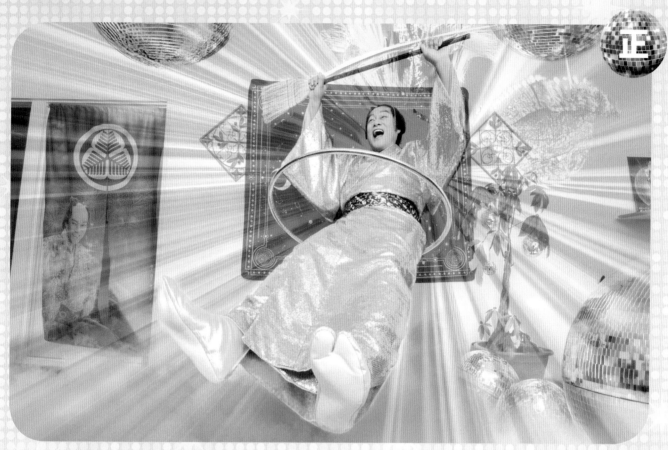

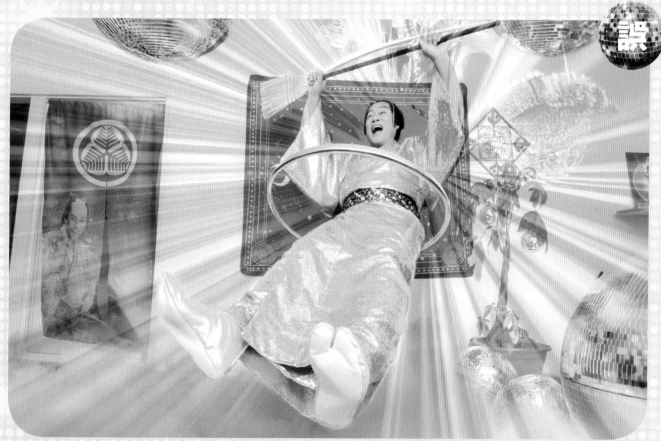

解答は74ページ

マツケン モノボケ

写真の中でマツケンが
ボケをかましています。
その部分を見つけてください。
わからない場合は、ヒントを！

ヒント
P.25の写真と
見比べてみて

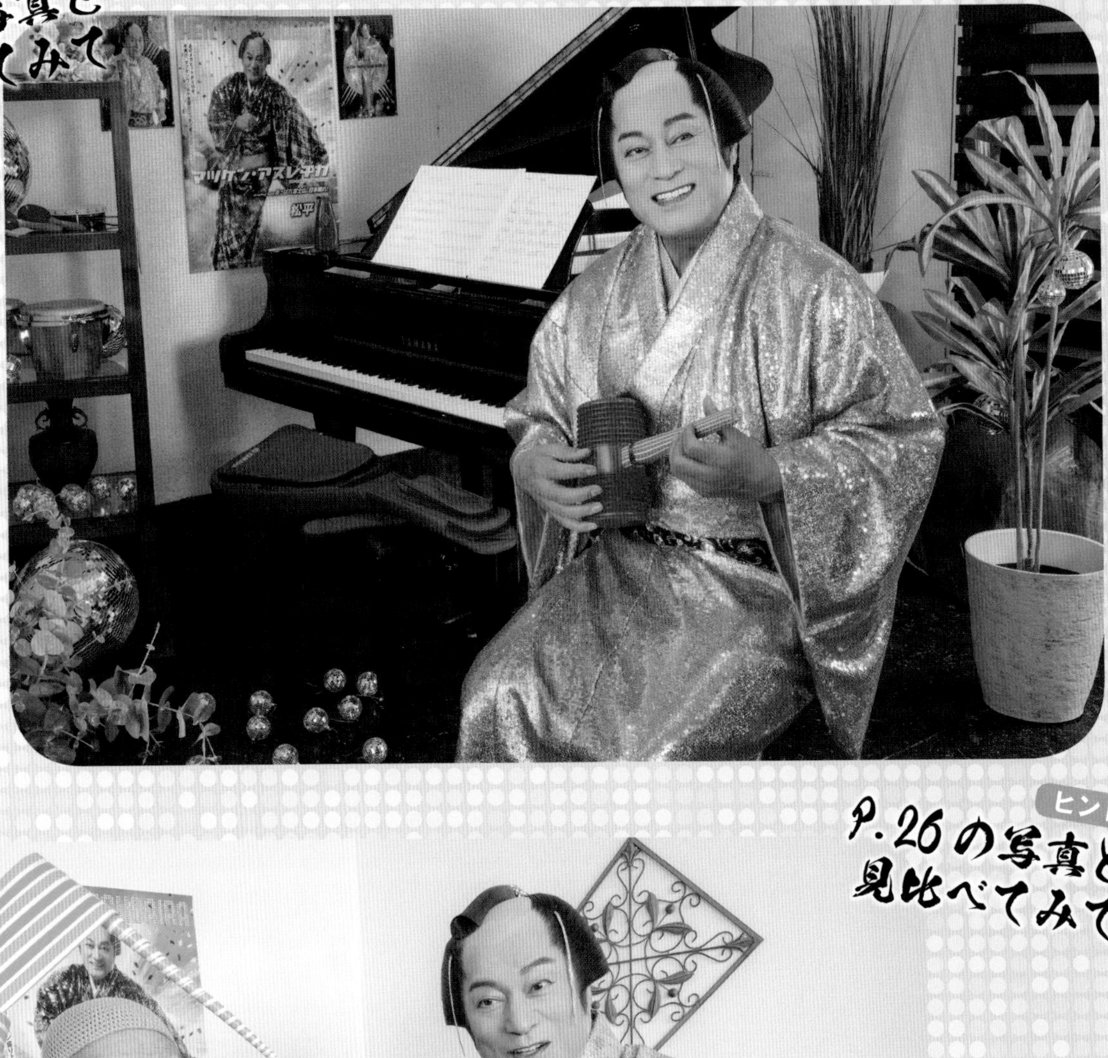

ヒント
P.26の写真と
見比べてみて

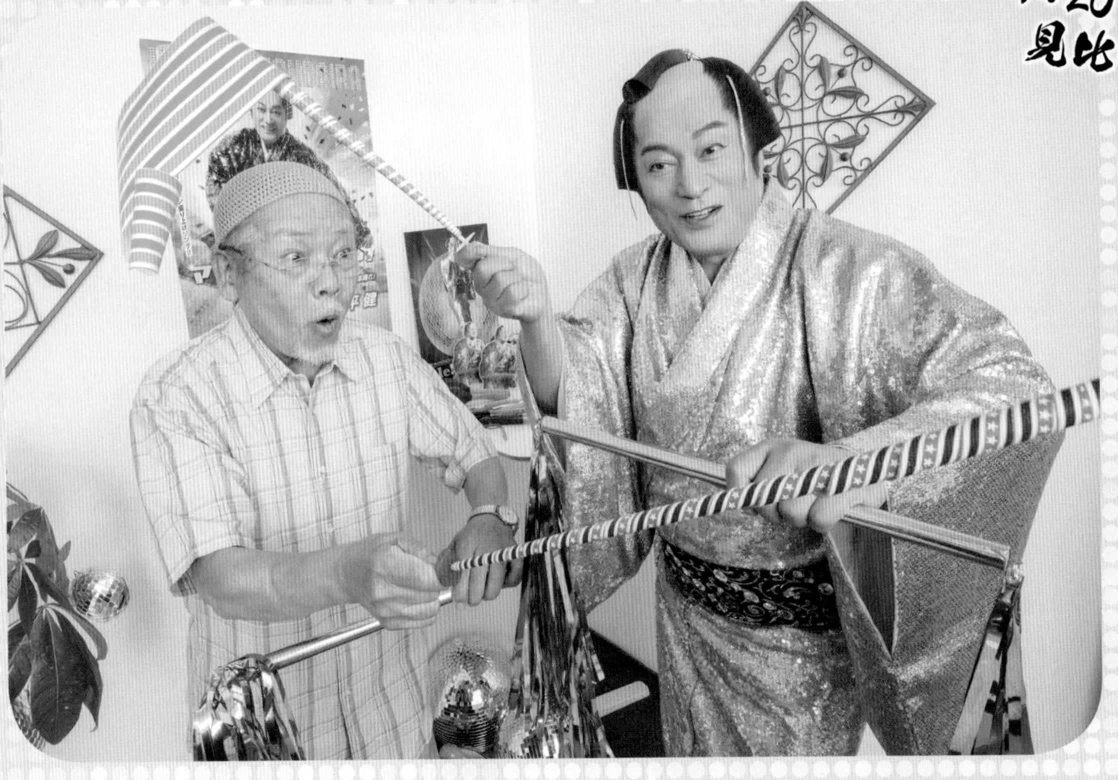

解答は74ページ

30

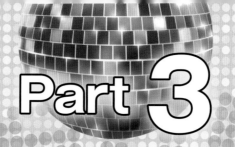

Part 3

マツケンの平日

午後〜夜 編

"寝るまでが、今日"という信条のもと、夜を駆けるマツケン。
マツケンのナイトルーティンをご覧あれ〜。

\ こんばんは /

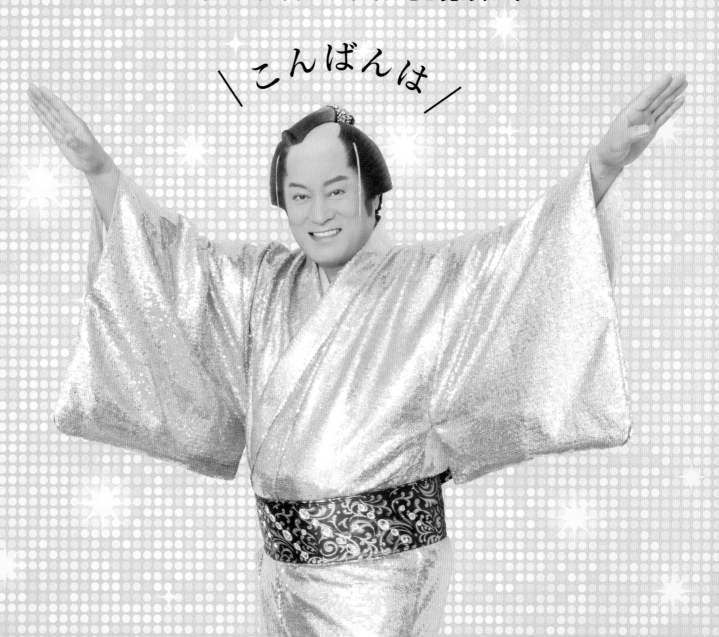

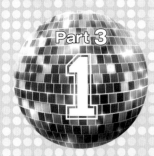

at 15:00

1 アフタヌーンティー

仕事が忙しい日は、お昼とおやつをいっしょに食べるのがマツケン流。
アフタヌーンティーの器に盛り付ければ、優雅な気分に。
「おにぎり、ゆで卵、ようかん」の3つはどれも欠かせません。

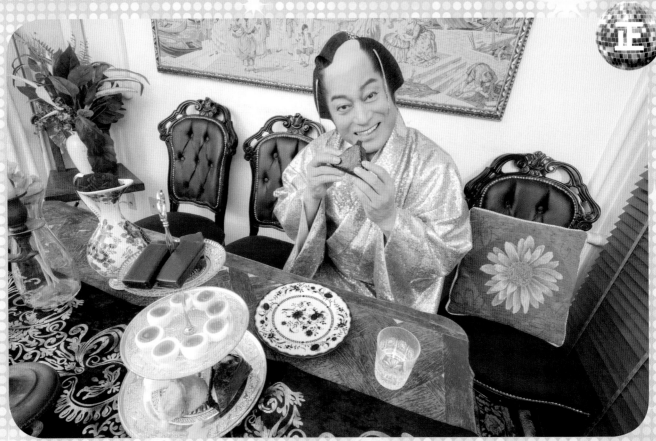

正

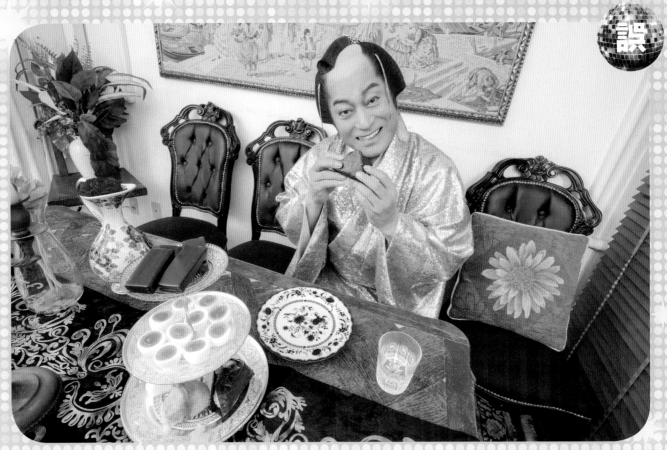

誤

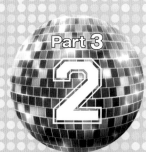

at 15:30

ティータイム

「忙しいときほど、ティータイムが大事」だとマツケンは言います。
抹茶をシャカシャカとたてているうちに自分の心が落ち着いてくるのだそう。
午後の残り時間をがんばるためのひとときです。

1回目に見つけられた数	2回目に見つけられた数
個	個

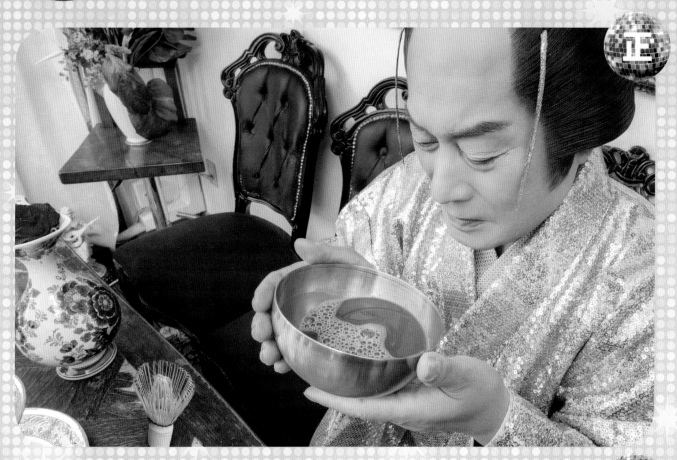

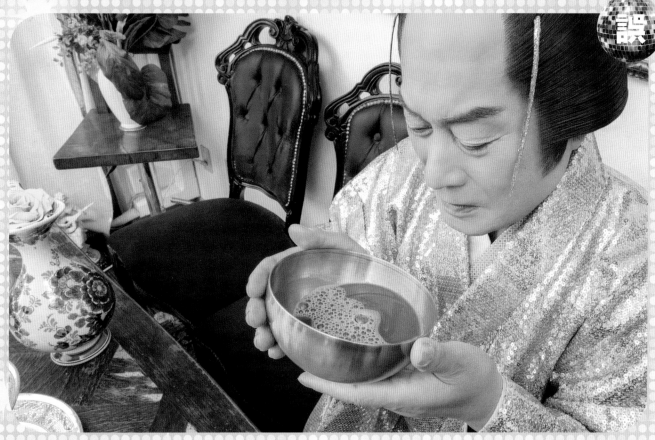

解答は74ページ

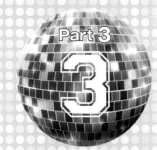
at 16:00

シャンデリアのお掃除

心をととのえる習慣といえば、お掃除も。夜を演出するシャンデリアを
キラキラにしていきます。マイたすきをかけ、マイエプロンを身に着け、
マイゴム手袋を手にはめ、マイはたきでほこりをポンポンポン。

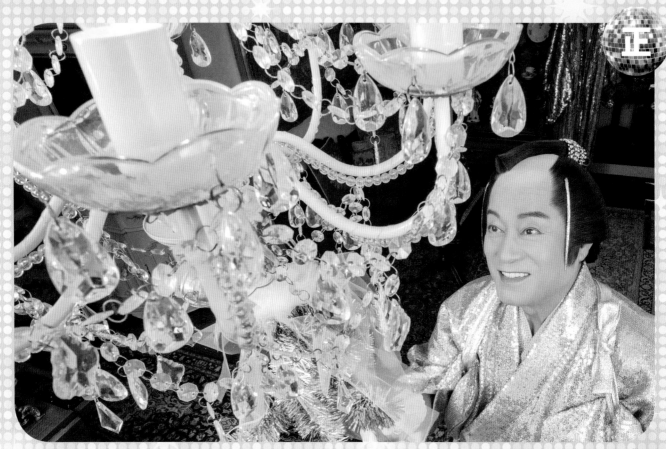

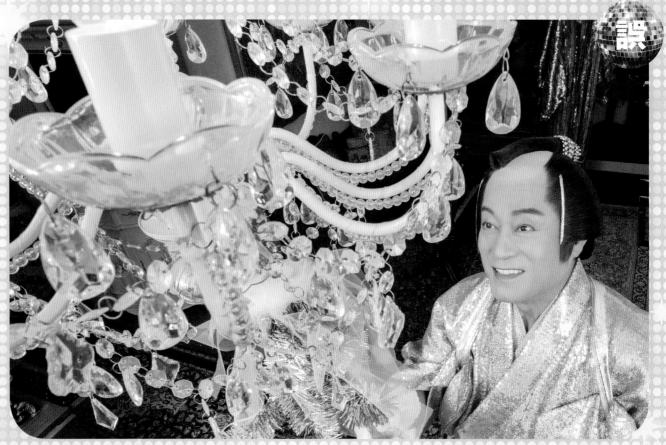

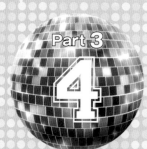

4

at 16:30

キラキラの魔法

はたきですみずみまできれいにしたシャンデリアを前に、
「今日もキラキラ～」と達成感。マツケンの世界が輝いているのは、
こうして「キラキラの魔法」をマツケンみずからかけているからなのです。

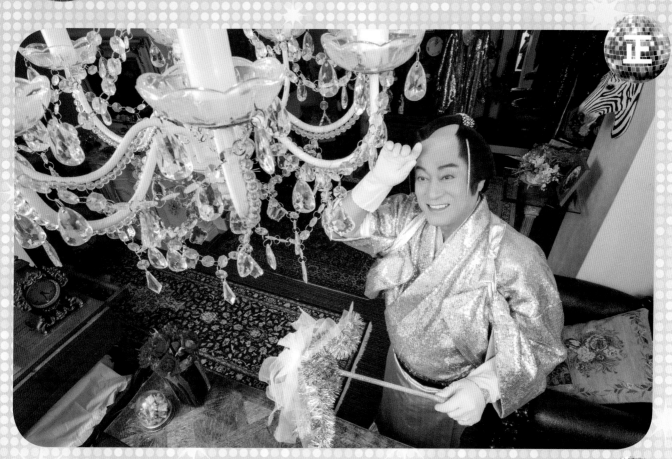

正

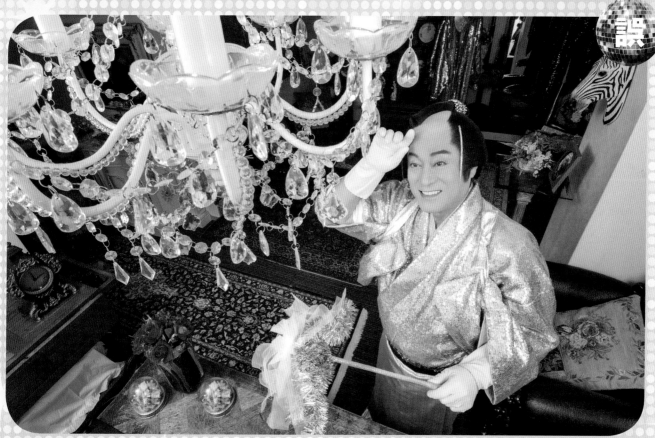

誤

解答は74ページ

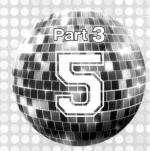

at 16:45

衣装の手直し

昼間、衣装選びをしているときに、ピンクの着物にちょっとしたほつれを発見！
実は裁縫が得意なマツケンは、早速、針と糸を出してつくろいます。
ボタン付けだって、お手の物なんですよ。

ここだけ
間違いの数は
7個！

1回目に 見つけられた数	2回目に 見つけられた数
個	個

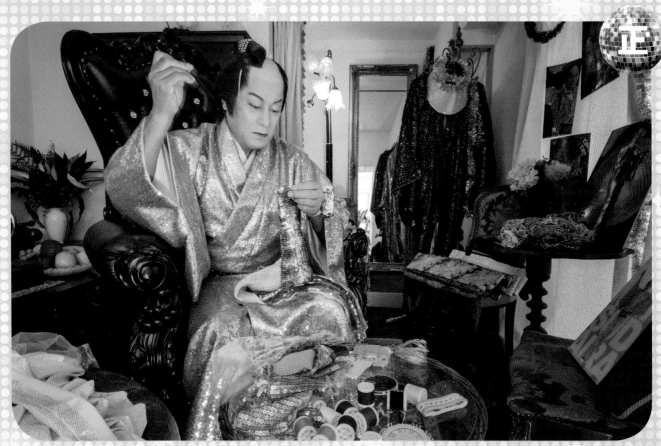

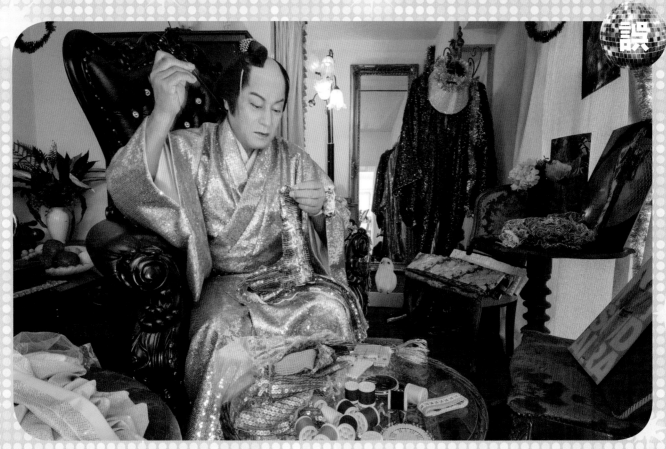

解答は75ページ

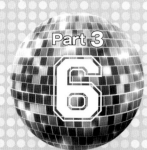

6

at 17:00

衣装づくりに挑戦

緑の衣装がないではないか！　そう気づいたマツケンは、
新しい衣装を作ろうと思い立ちました。しばらく使っていなかった
ミシンをかけてみたところ、なんと失敗。やっぱり手縫いが得意なのです。

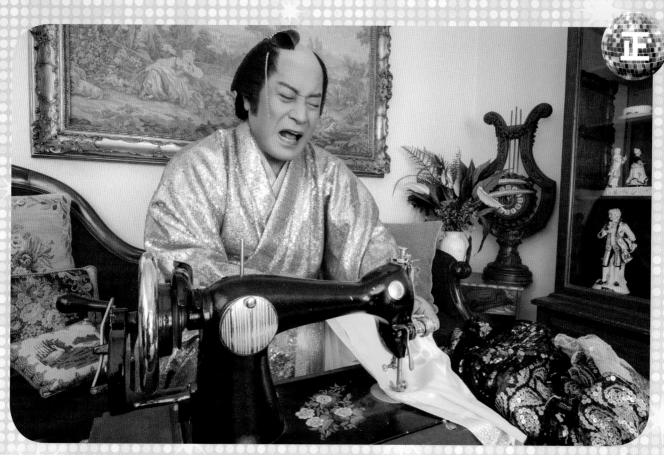

正

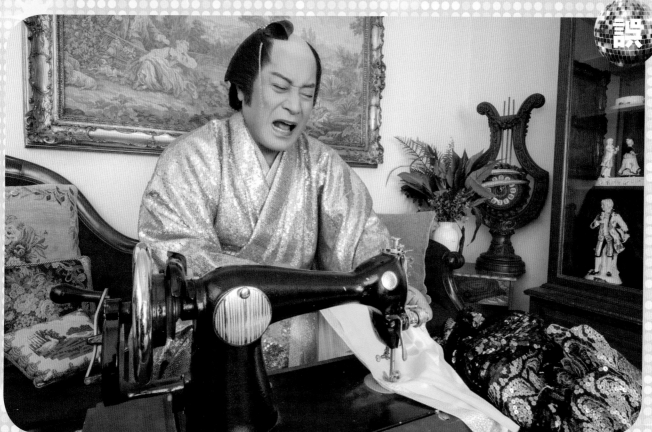

誤

解答は75ページ

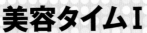
Part 3

at 18:30

7 美容タイム I

お風呂上がりに、シルバーの寝巻きに着替えたマツケン。顔に当てているのはひげそり？
いえ、美容ローラーです。湯にあたって肌がやわらかくなっている瞬間が
コロコロのベストタイム（マツケン調べ）。

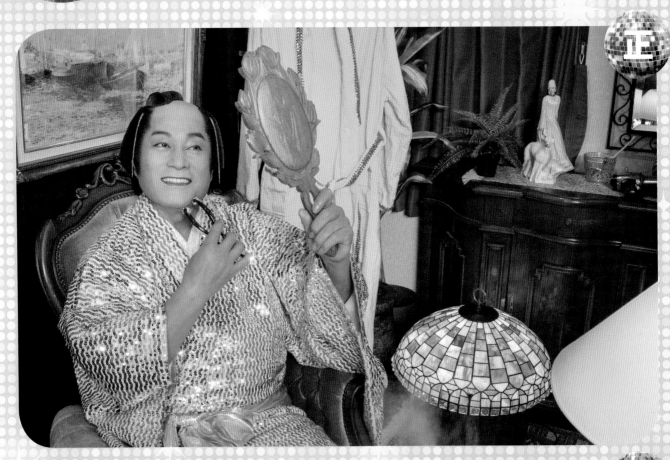

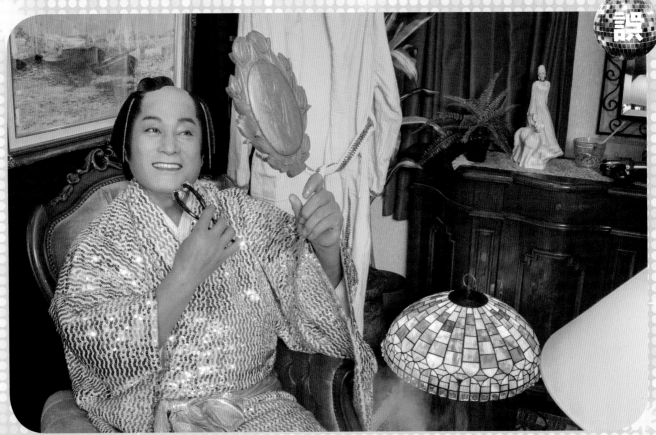

解答は75ページ

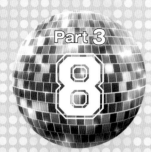

at 18:45

美容タイムⅡ

ドライヤーとキラキラの竹のクシを使って、髪の毛をセット。
昔はドライヤーをしてからコロコロタイムだったそうですが、近頃は逆のルーティンに。
タイパ＆SDGsを意識してドライヤーの時間を減らしたのだとか。

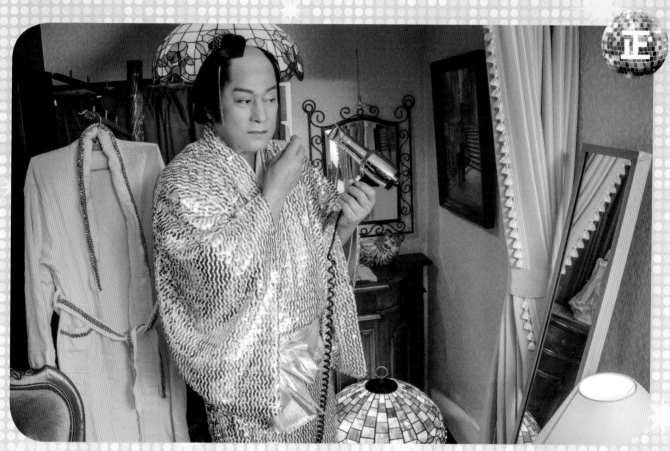

正

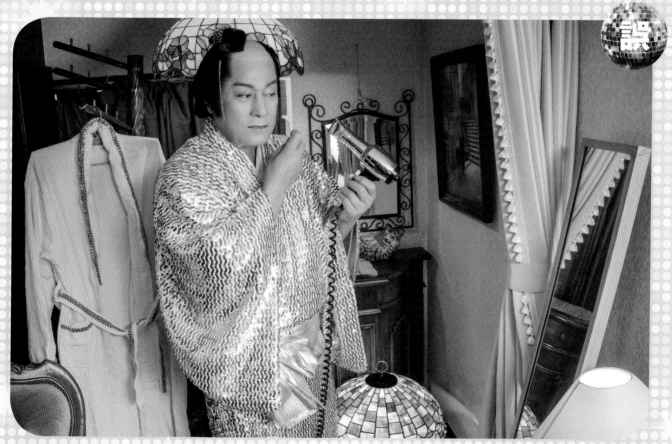

誤

解答は75ページ

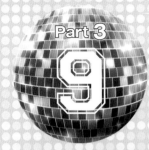

9

法律の勉強

世界の平和を心から願っているマツケンは、法律の勉強もしています。
六法全書をひらいて、難しそうなお顔……。ジャガーくんの双子の妹ジャミーちゃんと
ジャリーちゃんが、勉強タイムを見守ります。

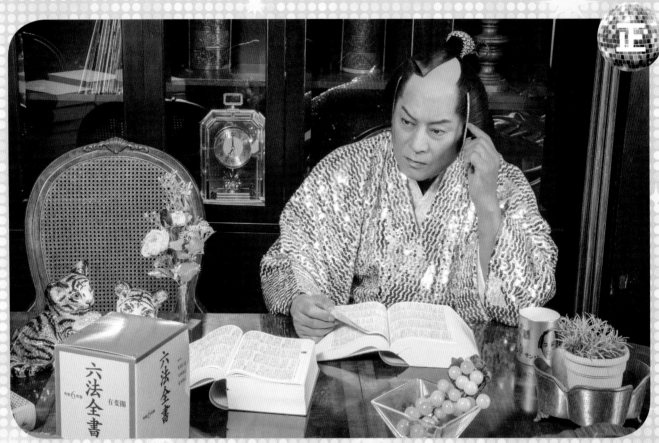

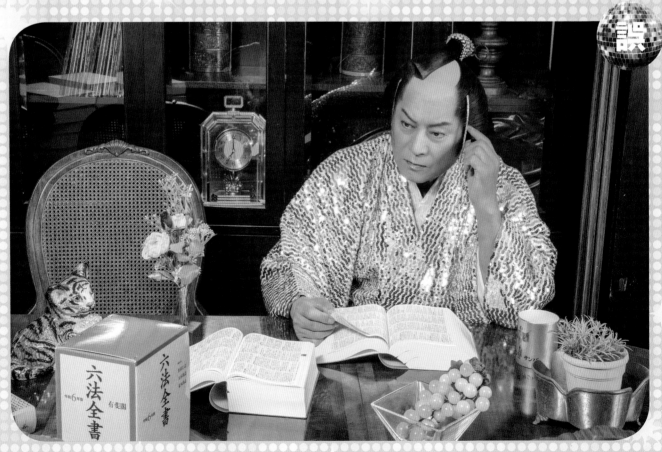

解答は75ページ

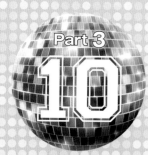

at 19:45

英会話の勉強

法律を学んだあとは、英会話のお時間。マツケンサンバで世界進出を
狙っているのでしょうか……？　ミラーボールの木を育てるヒントがありそうな
洋書や動画をもとに、レッツ、スタディ、イングリッシュ。

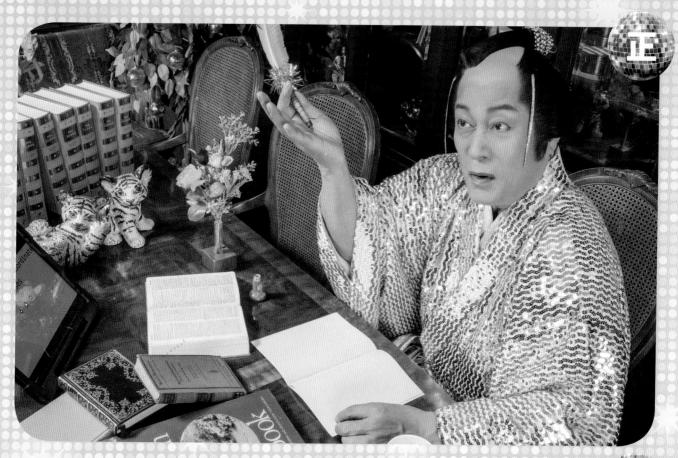

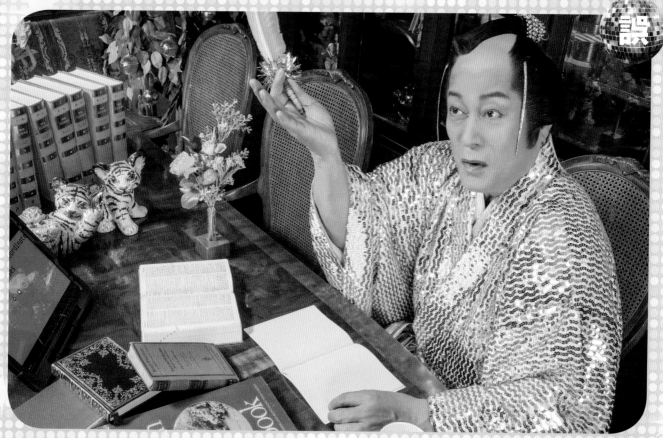

解答は75ページ

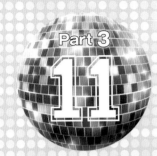

at 20:20

日記の時間

毎日、日記を書いているマツケン。今日なにがあったか思い出しては、
ひとつひとつ綴っていきます。どうやら、
「今日はご近所仲間のマサゴさんにマツケンサンバを教えた」と書いているようです。

1回目に見つけられた数	2回目に見つけられた数
個	個

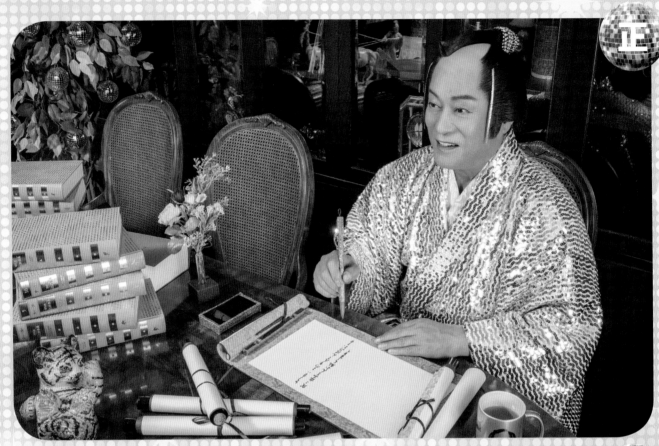

正

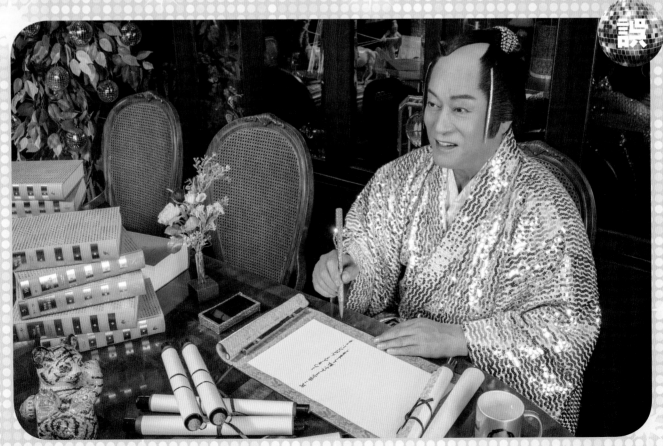

誤

解答は75ページ

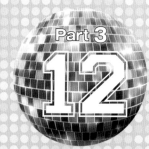

at 21:00

読書タイム

勉強熱心なマツケンは、お気に入りのマグカップでたまごスープを飲みながら、
寝る直前まで読書をたしなみます。今日の相棒の「まちゅけん」も枕元に寝かしつけ。
今日も1日、おつかれさまでした。

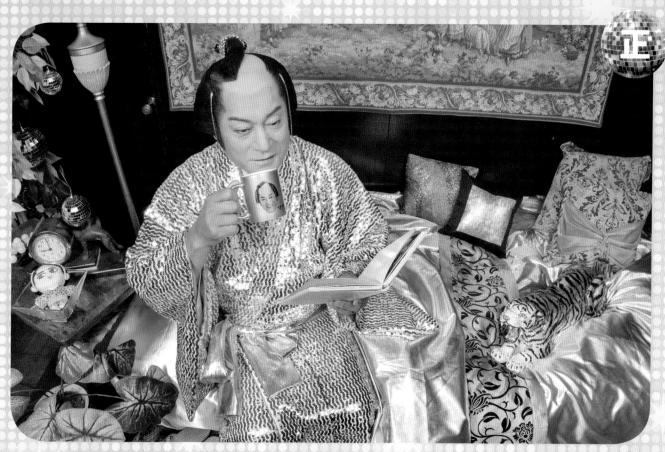

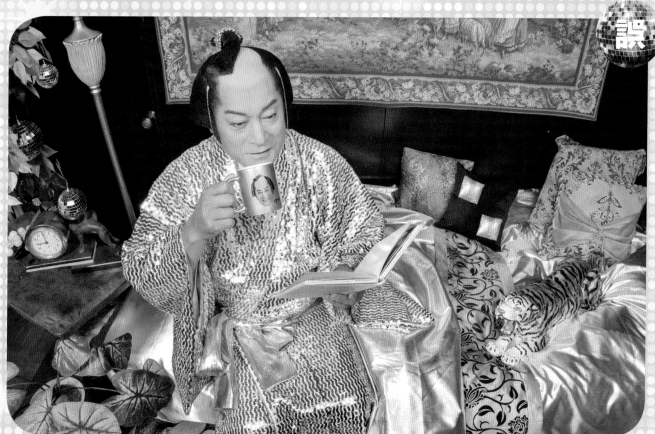

解答は75ページ

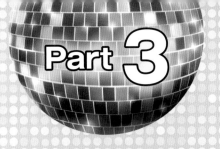

マツケンモノボケ

写真の中でマツケンが
ボケをかましています。
その部分を見つけてください。
わからない場合は、ヒントを！

ヒント
P.39の写真と
見比べてみて

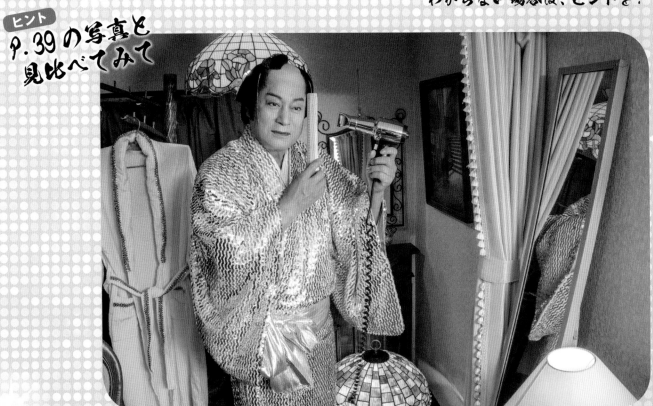

ヒント
P.42の写真と
見比べてみて

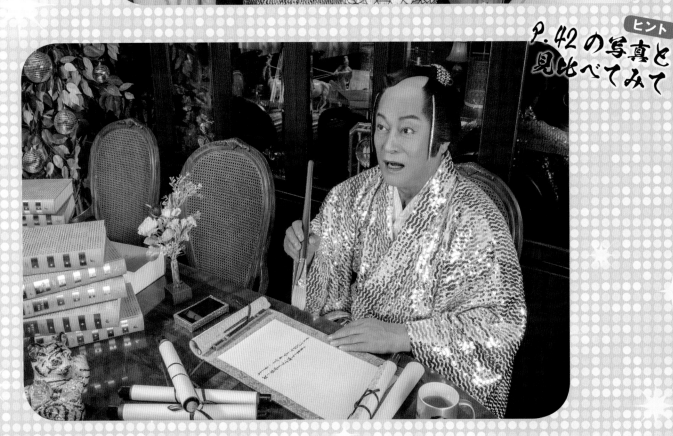

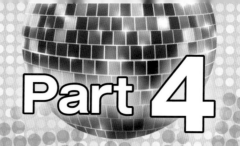

Part 4

マツケンの休日

パーティー 編

日頃お世話になっているご近所さんを“おもてなし”。
楽しく準備にいそしむマツケンです。

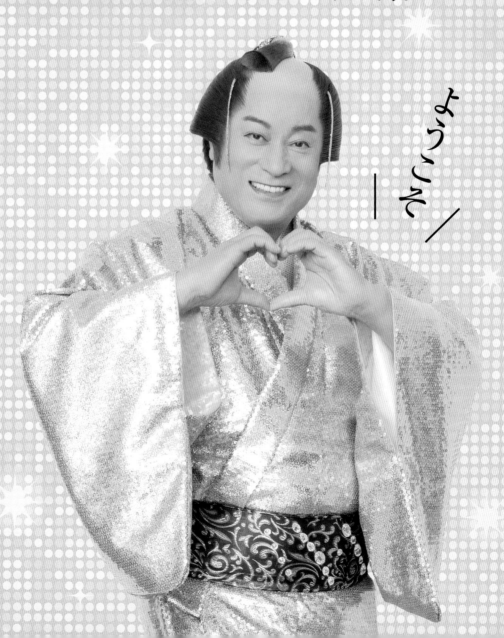

ようこそ

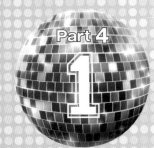

Part 4

1

at 11:00

ゲストⅠ

ピンポーン♪　玄関を出ると、マサゴさんが色とりどりの野菜を持って立っています。
畑で育てた野菜を手みやげに持ってきてくれたそう。
マサゴさんのご厚意に、驚きと感謝でいっぱいのマツケンです。

1回目に 見つけられた数	2回目に 見つけられた数
個	個

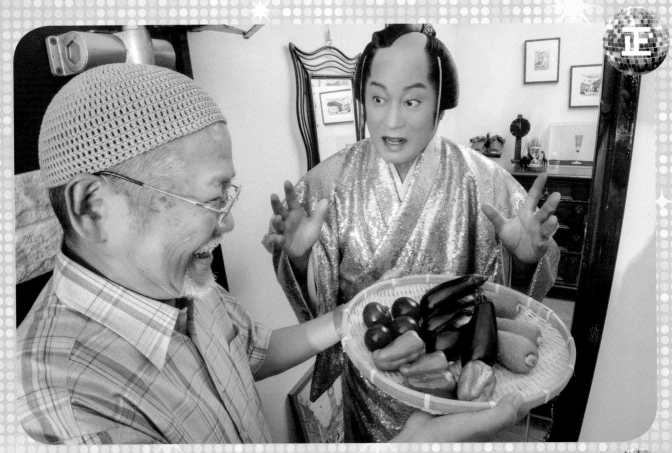

正

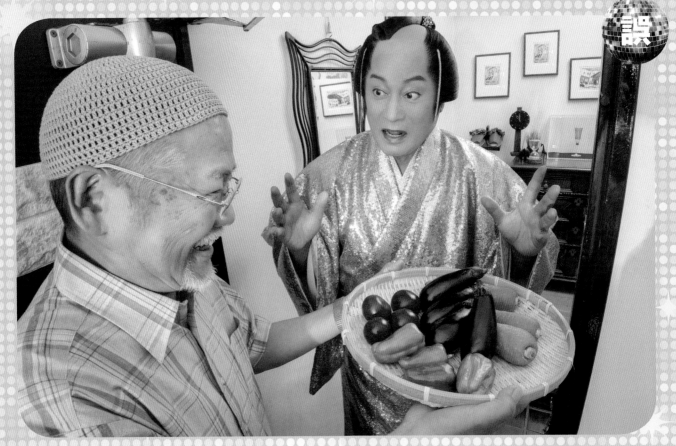

誤

⬇ 解答は76ページ

46

ゲストⅡ

人づきあいを大切にしているマツケン。めいめいさんとひろたかさんご夫妻とも
仲良しです。まずは、「ウェルカムおみくじ」でおもてなし。
きっと、めい&ひろ夫妻は、いい運勢だったのでしょう。

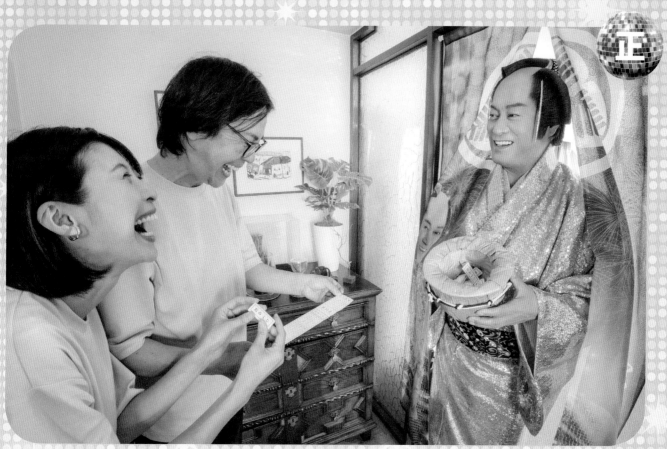

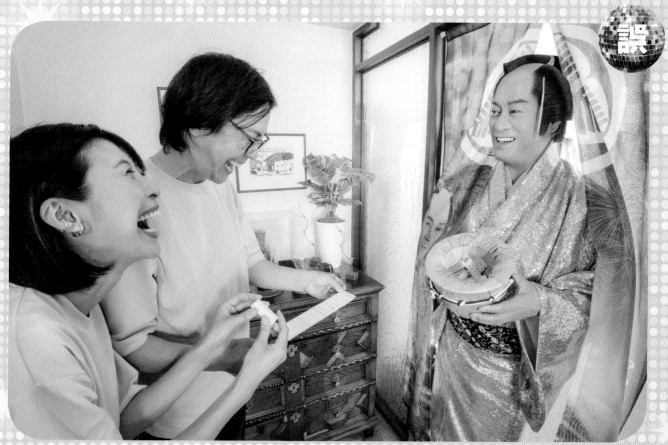

解答は76ページ

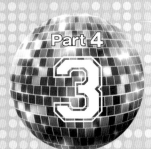

3 at 11:30

お食事

テーブルについた3人はビックリ！　3段のお重がそれぞれに用意されていたのです。
朝採れの卵料理に、近所の川で釣った魚の押し寿司、カラフルな野菜巻き。
もちろんすべてマツケンの手作りです。

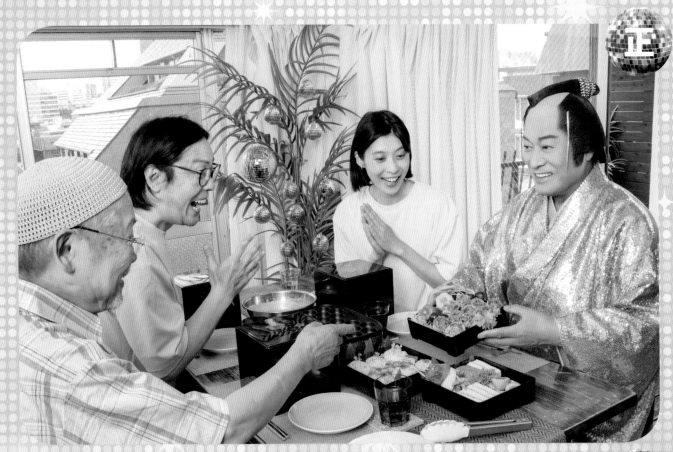

正

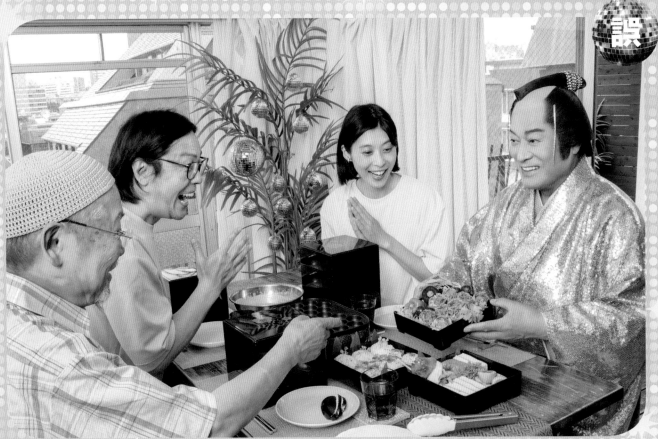

誤

解答は76ページ

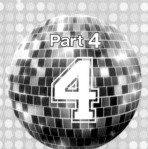

at 11:40

自撮り

「わあ！ すごいお重」とみんなの歓声が飛び交います。
今日の笑顔をのこしておこうと、マツケンはケータイを取り出して、「ハイ、チーズ」。
スマホをなくさないようにケースにも「マツケン」の字がおどります。

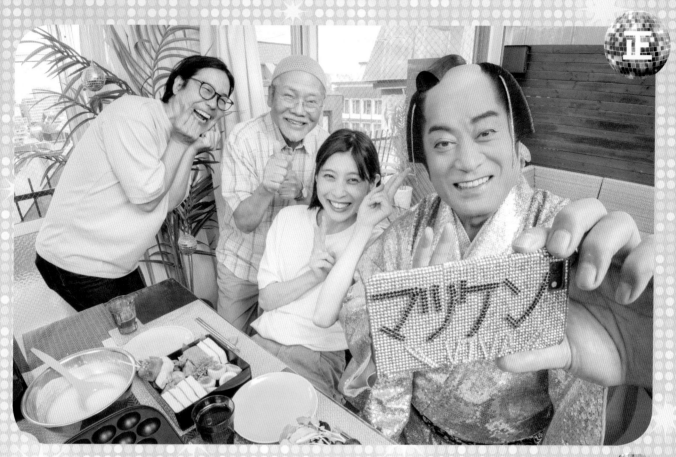

正

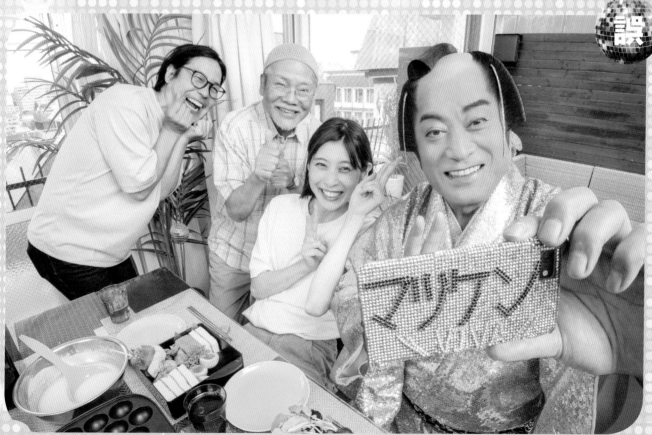

誤

解答は76ページ

5

at 11:45

たこ焼きならぬ……

マサゴさんからもらった野菜を、みんなにもふるまえないだろうかと考えたマツケン。
「そうだ！ たこ焼きじゃなくて、野菜焼きをしよう」
マサゴさんは自分の野菜ということを若夫婦にアピールしています。

1回目に 見つけられた数	2回目に 見つけられた数
個	個

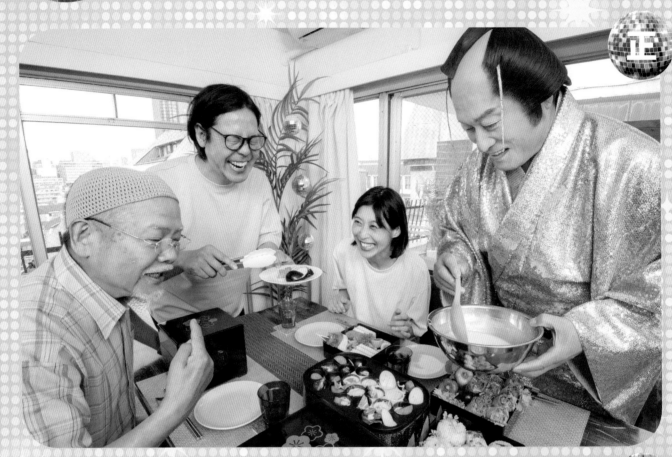

正

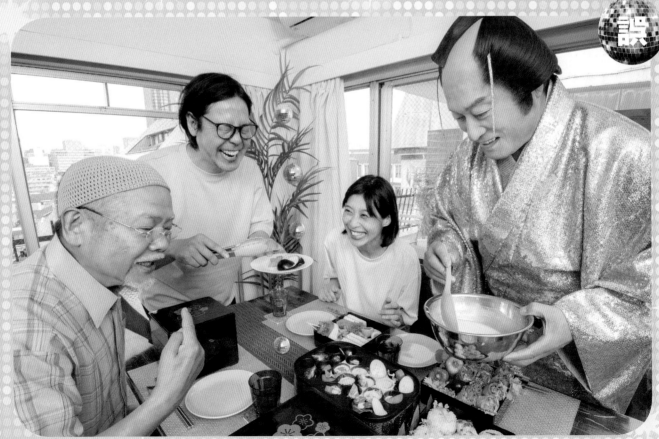

誤

解答は76ページ

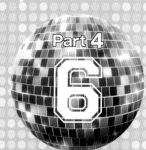

at 14:38

ゲームタイムⅠ

ごはんのあとは、用意していたゲームの時間。「ああっ!」マツケンやっちゃいました。
ポーンと黒ひげが樽から飛び出しています。
マツケンの失敗を見て、マサゴさん、大ハシャギ。

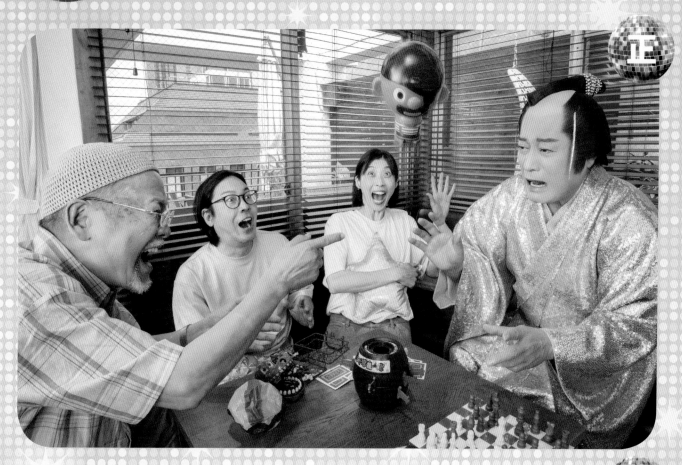

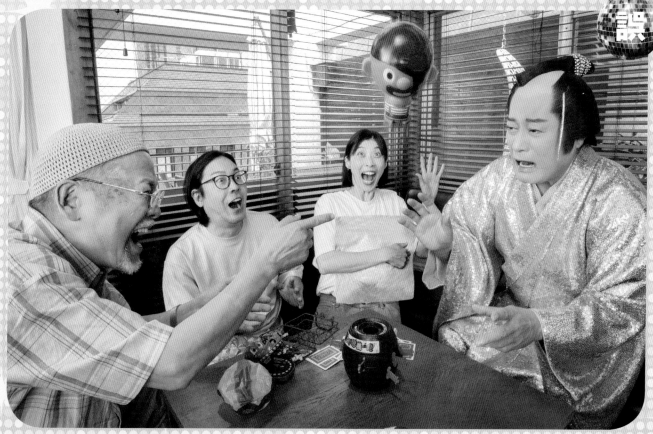

解答は76ページ

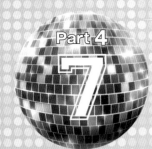

at 15:00

ゲームタイムⅡ

「いたぁ」と悲鳴をあげたマサゴさん。ひろたかさん、めいめいさん、
マツケンと順番に回していたワニのおもちゃに指を挟まれてしまいました。
マツケンは「次来ると思った〜」と、さっきのお返しに楽しくツッコミ。

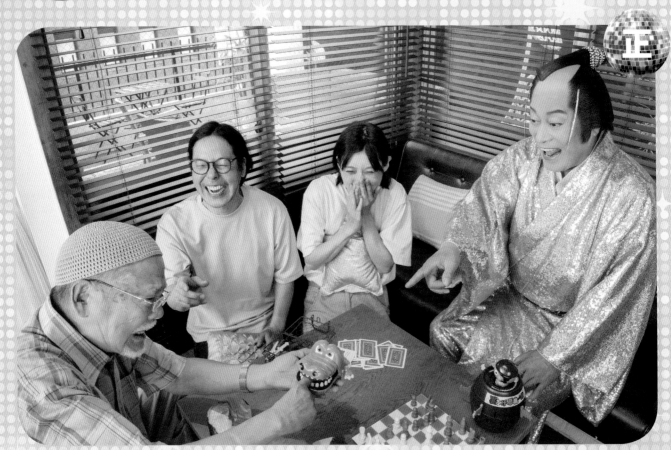

正

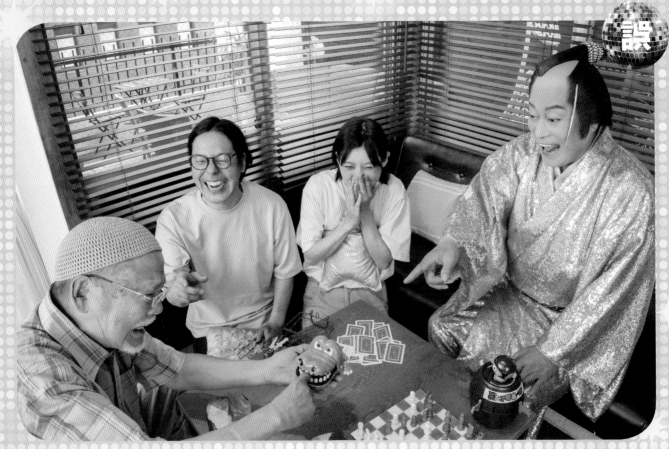

誤

解答は76ページ

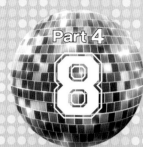
at 17:00

DJタイムⅠ

そろそろ夜も近づいてきたので、ここからはマツケンのDJターイム☆
曲はもちろん「マツケンサンバⅡ」をはじめ、マツケンメドレーです。
みんな各々に楽器を持ち、「待ってました」とスタンバイ。

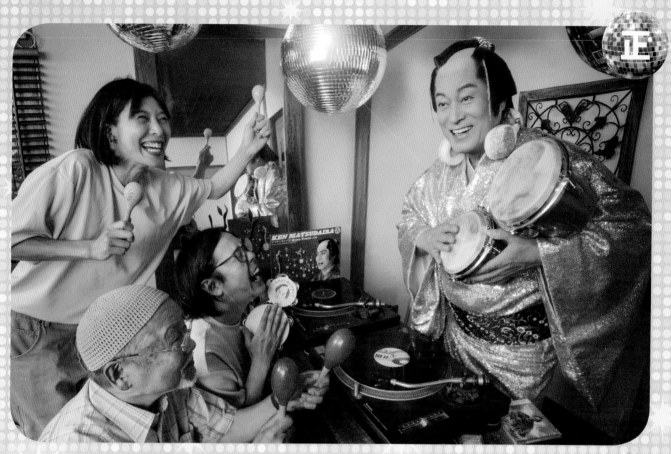

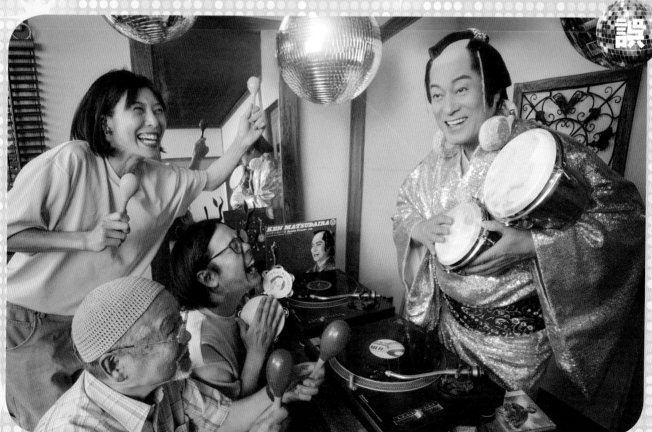

解答は76ページ

9

at 17:38

DJタイムⅡ

マツケンの粋なDJプレイに、めい&ひろ夫妻はペンライトを振り回して大興奮！
マサゴさんは、吹くと伸びるおもちゃで盛り上げます。
マツケンも自然に「イエーイ」と声が出てノリノリ☆

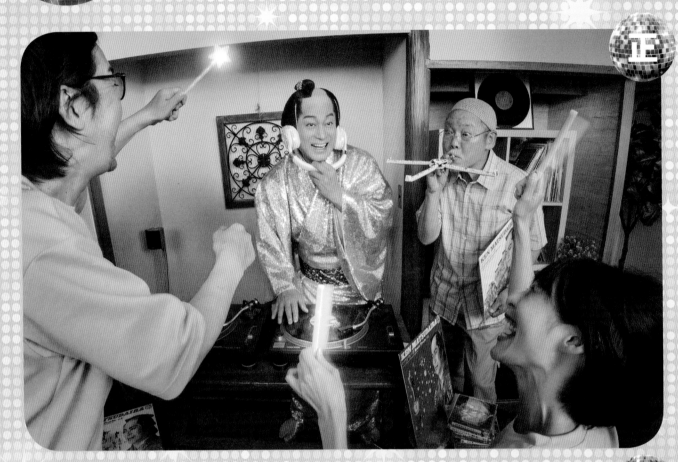

正

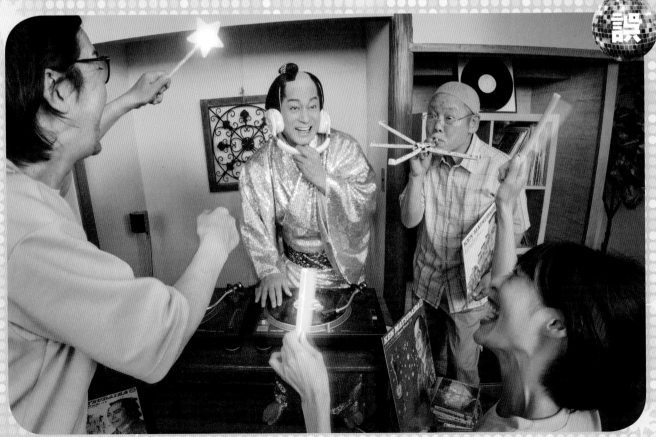

誤

解答は76ページ

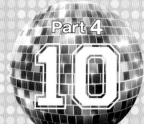

DJタイムⅢ

完全に外が暗くなったので、ひろたかさんとマサゴさんがミラーボールで
マツケンの手元を照らします。光を得て、ますますDJプレイに磨きがかかるマツケン。
まだまだ、楽しい夜は終わらな～い！

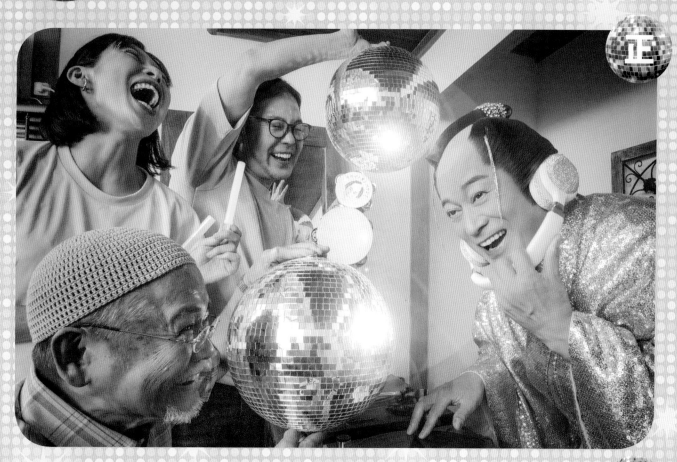

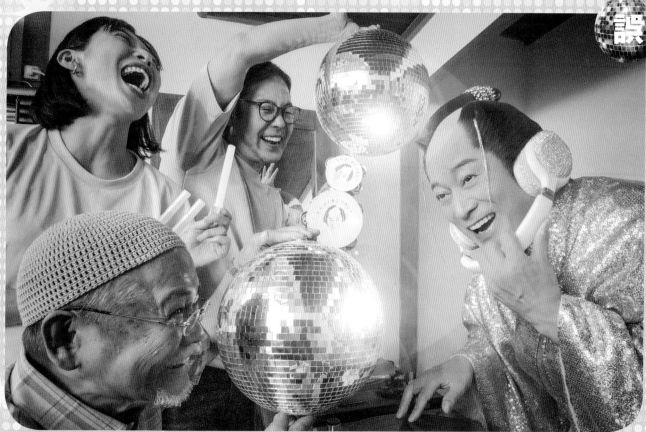

解答は76ページ

マツケンモノボケ

写真の中でマツケンたちが
ボケをかましています。
その部分を見つけてください。
わからない場合は、ヒントを！

ヒント
P.46の写真と
見比べてみて

P.55の写真と
見比べてみて
ヒント

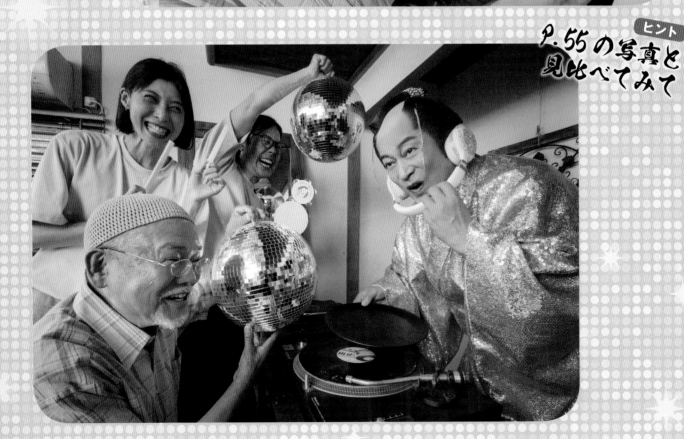

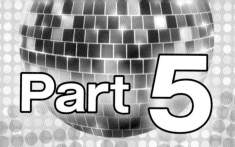

Part 5

マツケンの平日

カフェ 編

実は、ある野望をかかえているマツケン。
“みんながハッピーになれる場所”がここにあります。

／いらっしゃいませ／

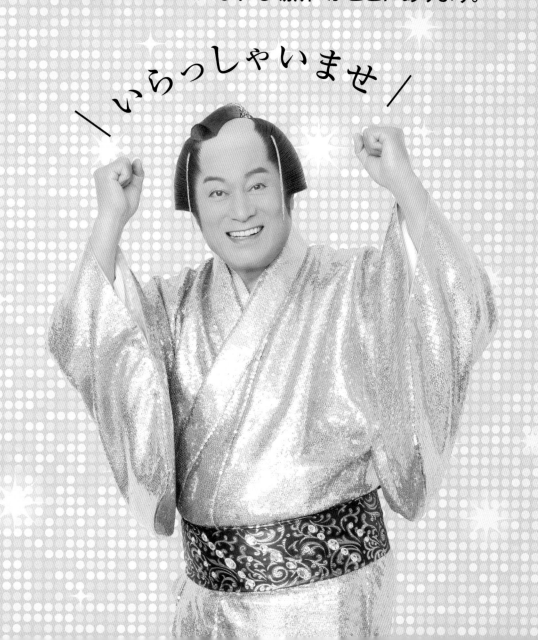

オープン2週間前 at 9：00

1回目に 見つけられた数	2回目に 見つけられた数
個	個

床掃除

テーブルをどかし、お気に入りのキラキラほうきにちりとり、バケツを用意して、せっせと床掃除を行っているマツケン。はたしてここはどこなのか？
ヒント：棚にはマツケングッズがたくさん飾ってあります。

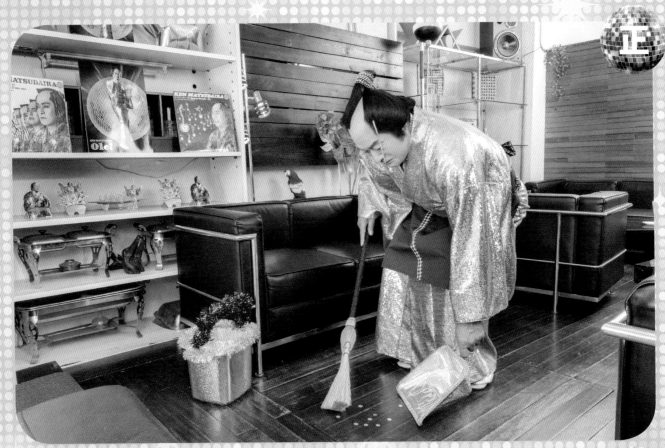

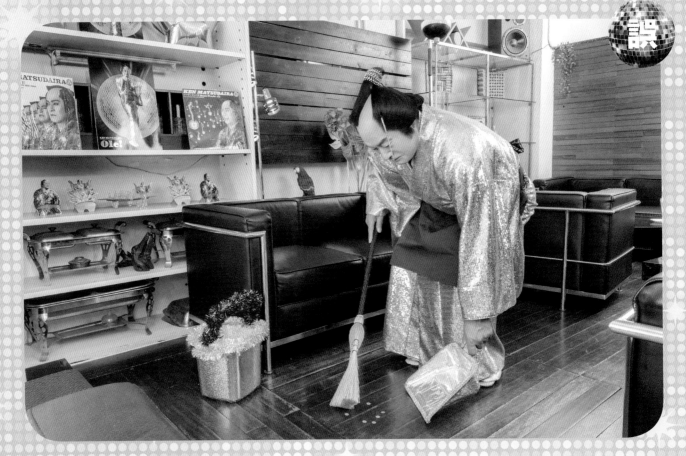

解答は77ページ

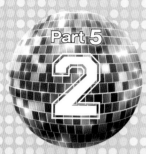

2

オープン2週間前　at 10:00

窓掃除

マツケンが窓をキラキラスクイージーで磨いていると、目の前をマサゴさんが！
「なにやっているんだい？」とマサゴさんに声をかけられたマツケンは、
「実は……」とうれしそうに中に招き入れます。

正

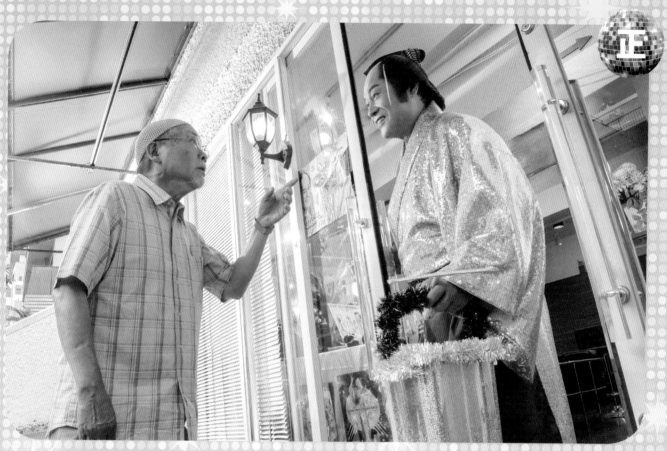

誤

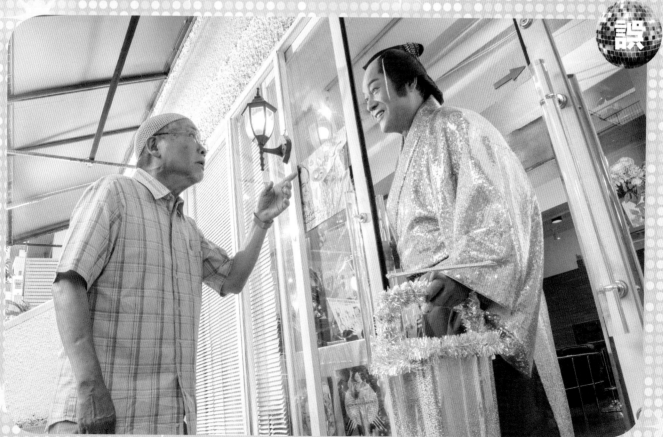

解答は77ページ

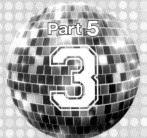
オープン2週間前　at 18:18

ストローの選定

実はマツケン、カフェをオープンしようとしているのです！
マツケンは作製したオリジナルストローについて相談をしたいのに、
マサゴさんは食品サンプルに夢中。「ねえ、マサゴさん、こっち見てよ！！」

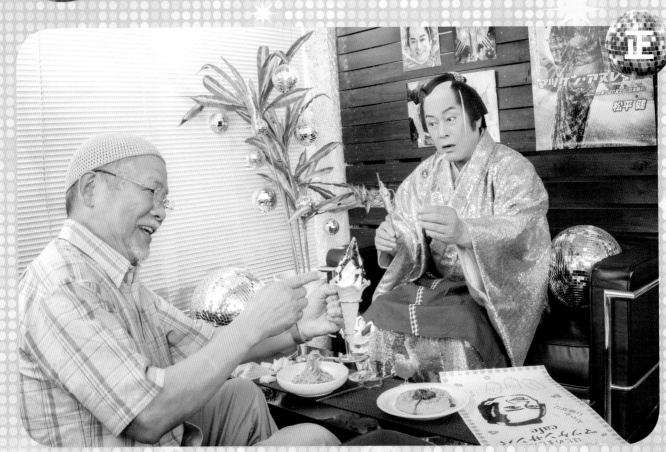

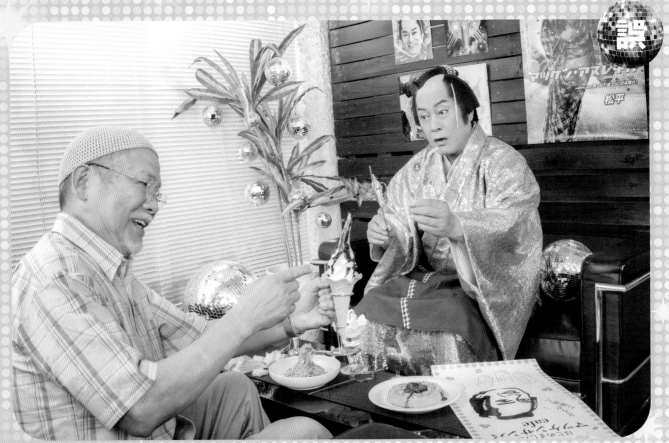

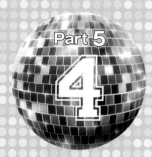

4

オープン2週間前 at 18:30

ポスターのお披露目

カフェの名はその名も『マツケンサンバcafe』。「叩けボンゴレパスタ」など、
マツケンらしいメニュー名に、マサゴさんも感心しています。
マツケンが描いたというイラストも、「うまい！」と大絶賛。

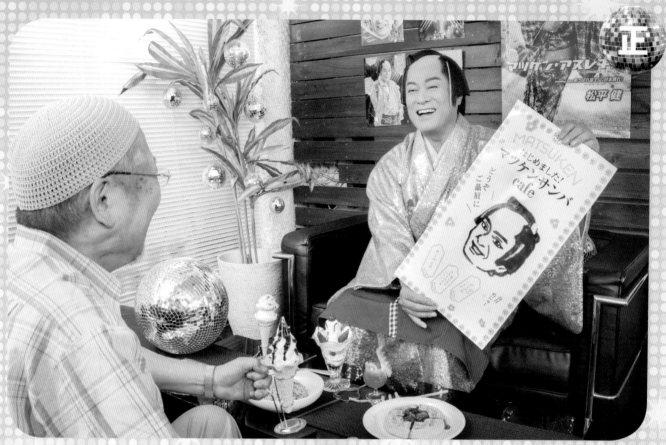

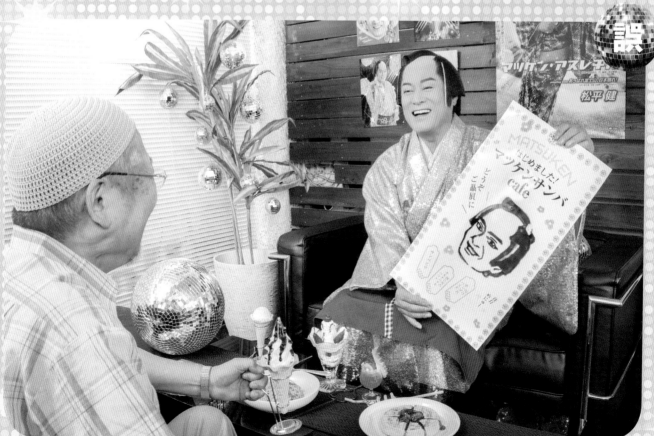

解答は77ページ

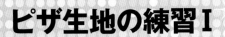

オープン2週間前 at 11:00

ピザ生地の練習 I

この店の名物料理として「サンバピザ」を思いついたマツケン。
本場のイタリアでいちばんおいしいピザを出す店で1か月間練習し、
生地から作り、窯で焼く方法を覚えました。いつもより多く回しています。

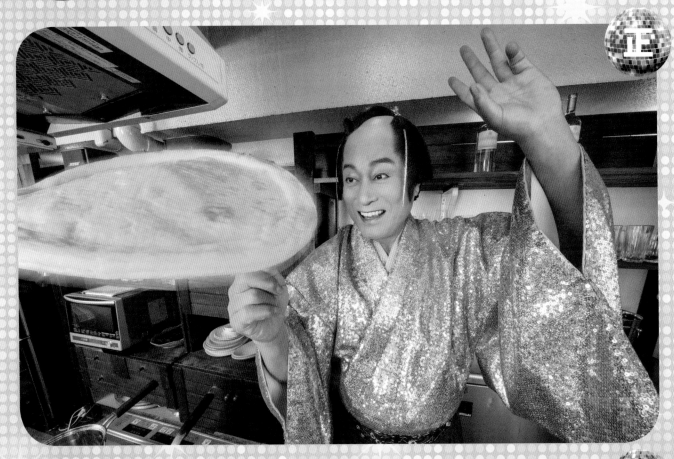

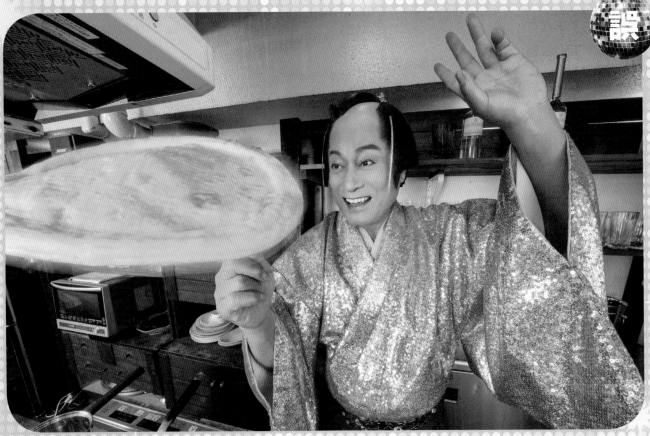

解答は77ページ

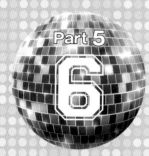
オープン2週間前　at 11:05

ピザ生地の練習Ⅱ

「あ〜〜れ〜〜〜〜」。ピザをリズムよく回していたら、
ピザ生地が手から離れて、あわやマサゴさんを直撃！
ちょっと調子に乗ってしまったマツケン。店のオープンまでにうまくできるかな？

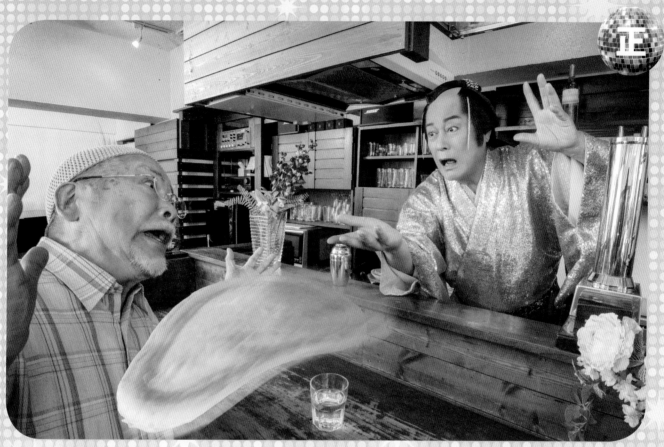

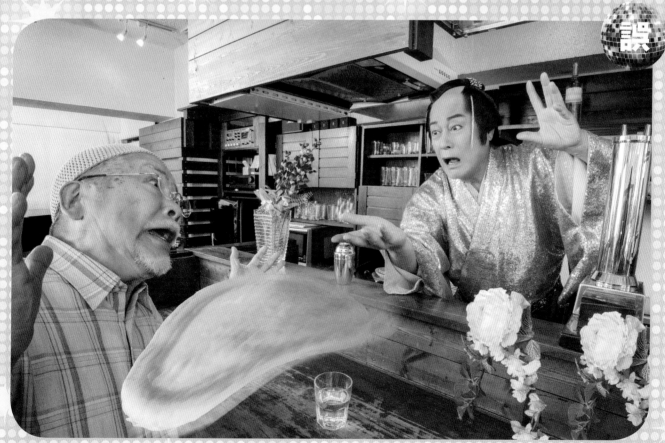

⬇ 解答は77ページ

オープン当日　at 17:58

1回目に 見つけられた数	2回目に 見つけられた数
個	個

メニューボードの設置

いよいよ、開店日を迎えた『マツケンサンバ cafe』。お手製のポスターをはり、
キラキラのモールを巻いたメニューボードを店の前に設置したものの、
何か足りない……。そこで、風船をセットして、準備万全です！

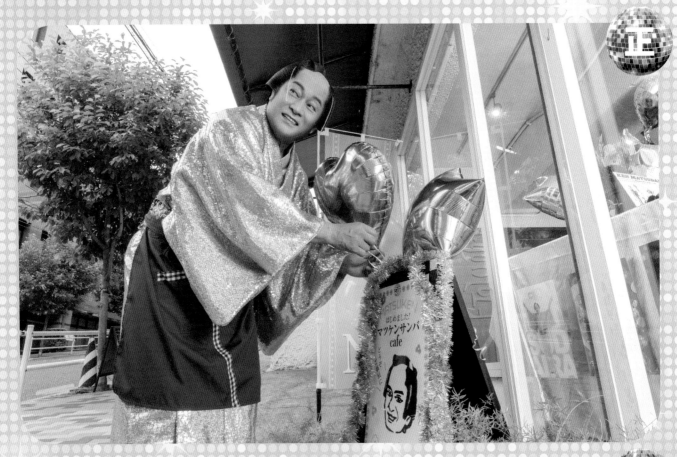

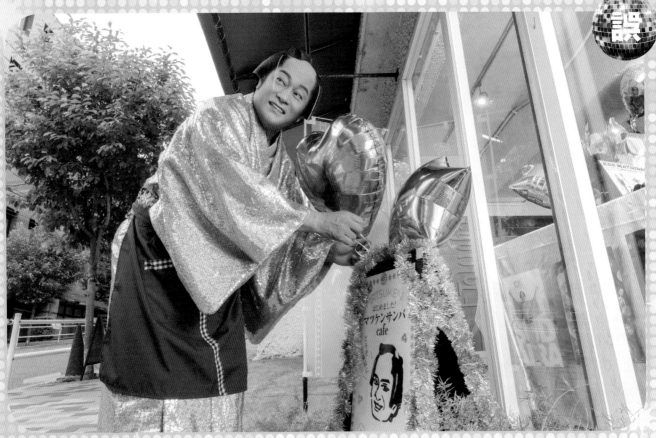

解答は77ページ

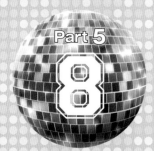

オープン当日　at 17:55

1回目に 見つけられた数	2回目に 見つけられた数
個	個

最初のお客さん

すべての準備を終え、「お客さん来てくれるかな〜」とひと息ついていると、
あれ、後ろに見慣れた人が……。オープンニングのお祝いに、
あの人が駆けつけてくれたようです。マツケン、うしろ、うしろ!!

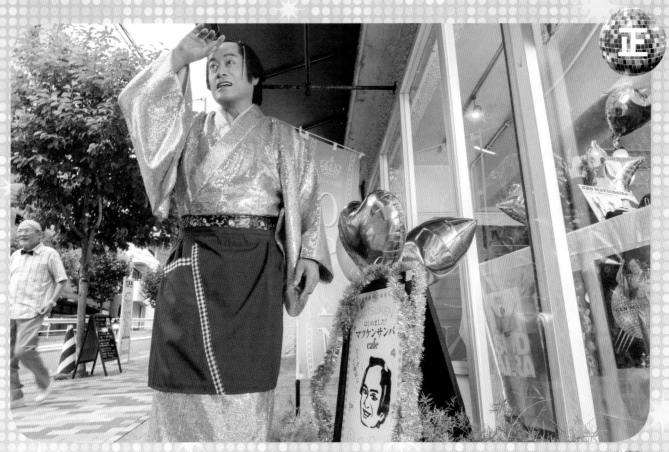

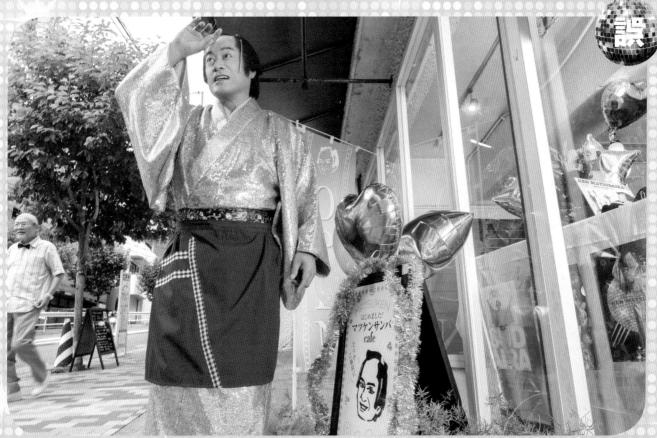

解答は77ページ

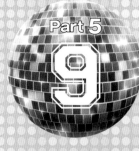

オープン当日 at 18:00

2組目のお客さん

マサゴさんが来店したあとに、めい＆ひろ夫妻もお店に来てくれました。
マツケンの好きな黄色をテーマにした花束を、お祝いに贈ります。
マツケンは、「ええ～！　うれしい」と感激。

ここだけ
間違いの数は
7個！

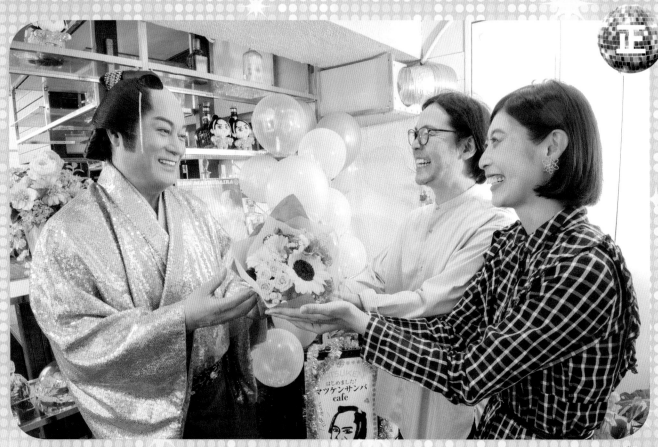

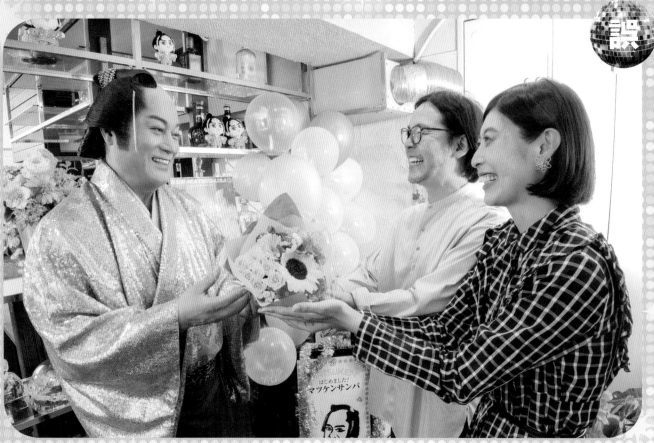

解答は78ページ

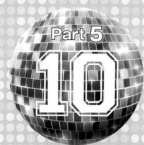

オープン当日　at 18:15

ヘイ！ マスター

めい＆ひろ夫妻から、お酒のリクエストをされたマツケン。
そう！　このお店は、昼はカフェだけれど、夜はお酒も飲めるのです。
シェイカーを小気味よく振るマツケンは、どんなカクテルを作るのかな？

1回目に 見つけられた数	2回目に 見つけられた数
個	個

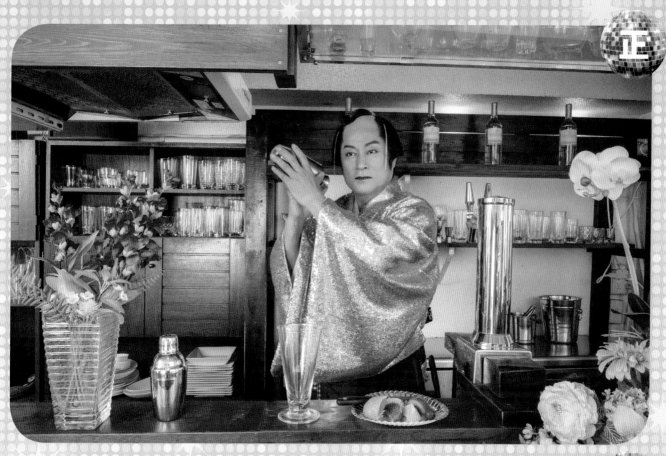

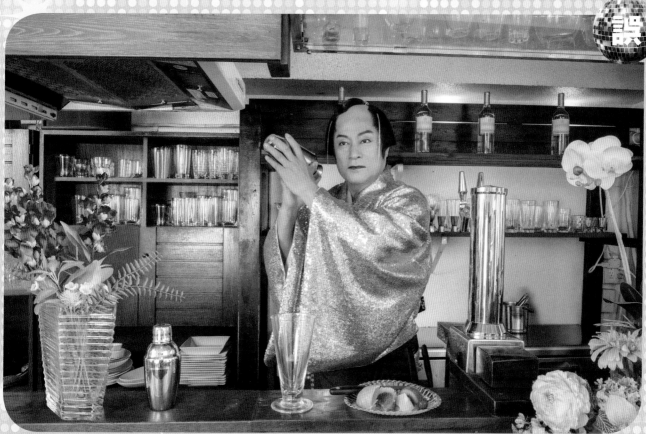

解答は78ページ

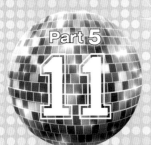

オープン当日　at 18：20

そのカクテルの名は

マツケンからすっと差し出されたブルーのカクテル。その名も
「恋せよアミーゴカクテル」に、めい＆ひろ夫妻のテンションもブチ上がります！
マツケンも見た目と味に自信があるのか、どや顔です。

1回目に見つけられた数	2回目に見つけられた数
個	個

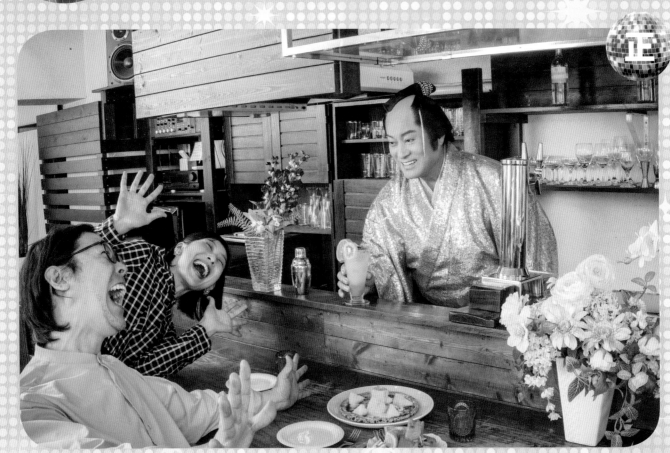

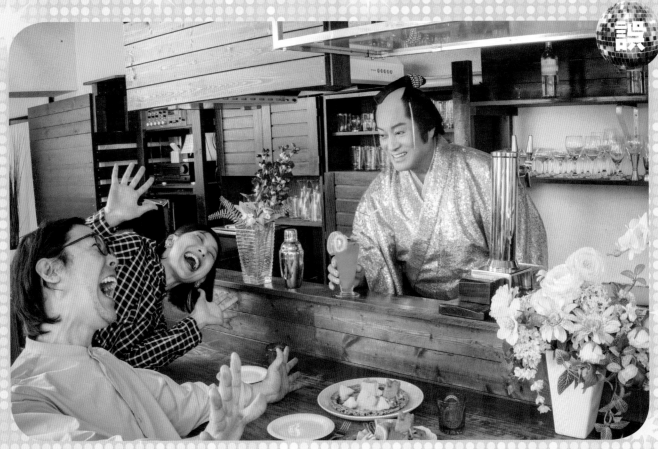

解答は78ページ

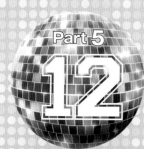

12

カフェ、大成功！

テーブルには、ビッグな「踊れ南のカルナバルパフェ」も加わり、看板メニューが集結。
マサゴさんとめい＆ひろ夫妻が拍手でマツケンの努力をたたえます。
マツケンは「これからもお店をがんばります！！」。

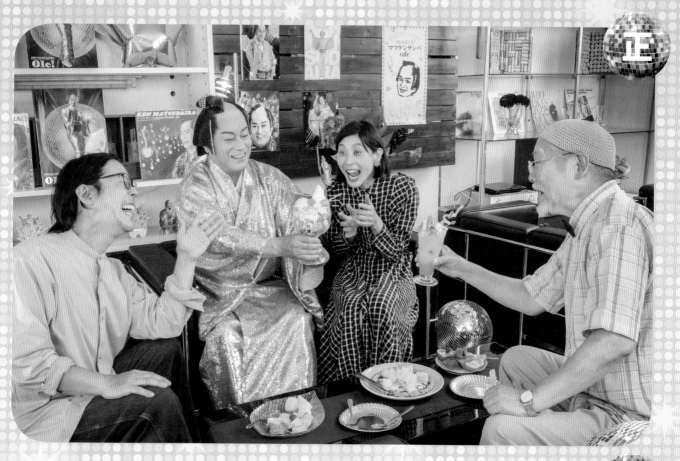

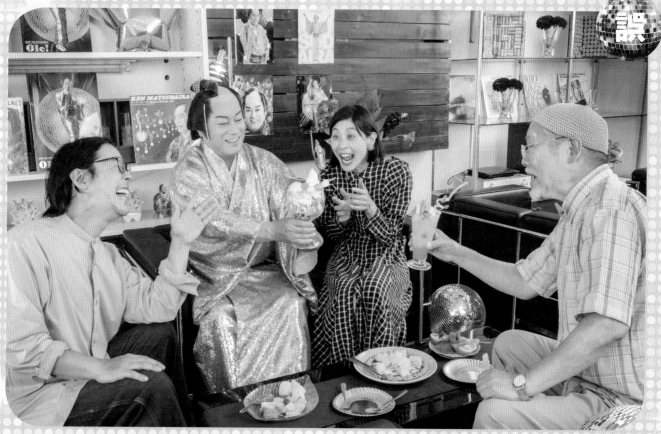

解答は78ページ

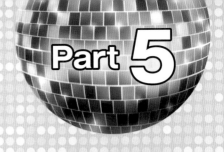

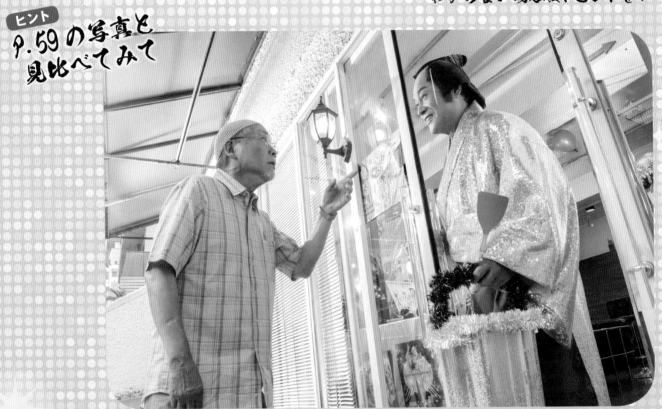

マツケンモノボケ

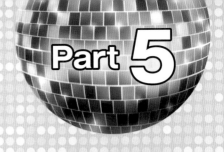

Part 5

写真の中でマツケンが
ボケをかましています。
その部分を見つけてください。
わからない場合は、ヒントを！

ヒント
P.59の写真と
見比べてみて

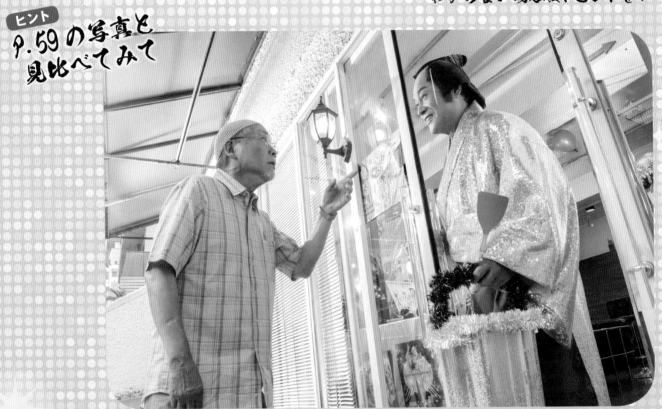

ヒント
P.69の写真と
見比べてみて

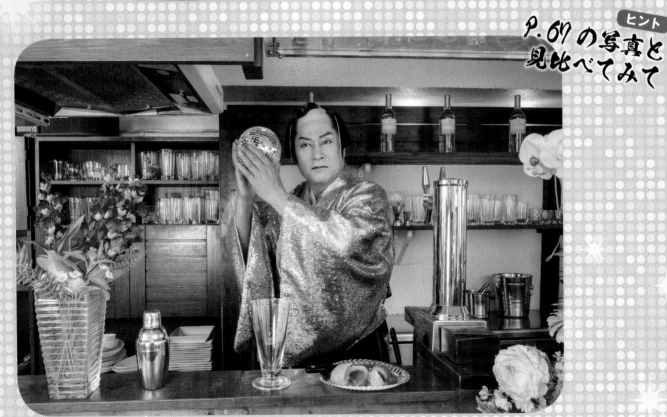

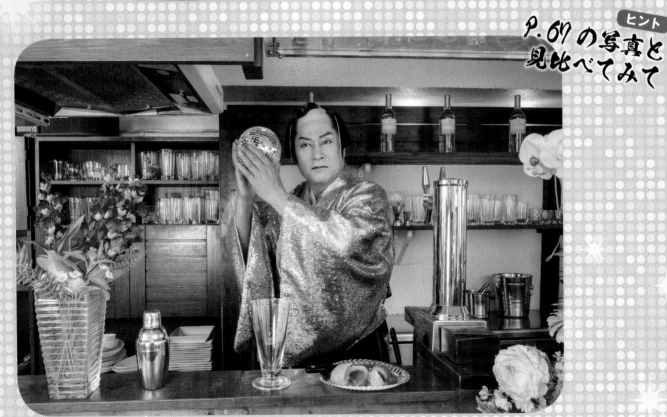

解答は78ページ

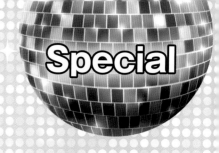

Special

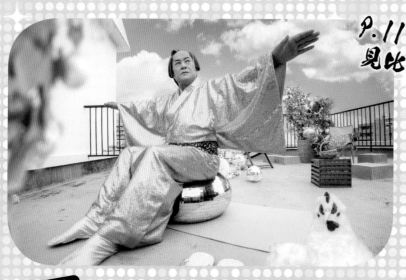

【ヒント】
P.11の写真と
見比べてみて

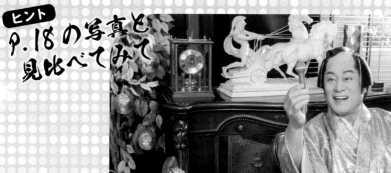

【ヒント】
P.18の写真と
見比べてみて

マツケンモノボケお・ま・け

知られざるマツケンのプライベート、お楽しみいただけましたか？

最後に、マツケンが本書で初めて挑戦したモノボケの特別カットをお届けします。

⬇ 解答は78ページ

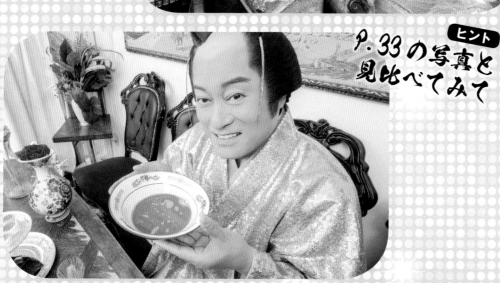

【ヒント】
P.33の写真と
見比べてみて

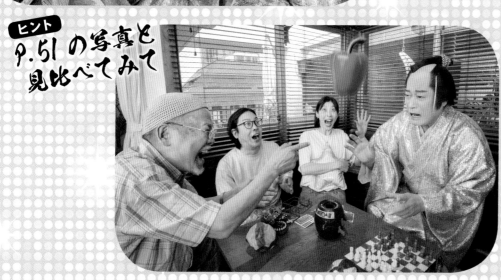

【ヒント】
P.51の写真と
見比べてみて

解答

※印刷による汚れ、カスレ、色の誤差などは間違いに含まれません。

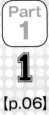

Part 1
1
【p.06】
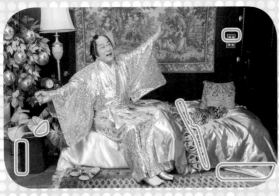

Part 1
2
【p.07】
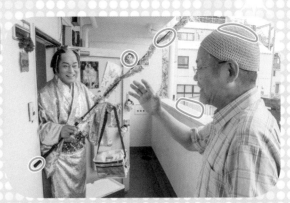

Part 1
3
【p.08】
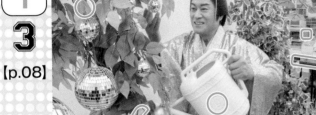

Part 1
4
【p.09】
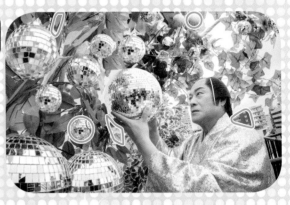

Part 1
5
【p.10】
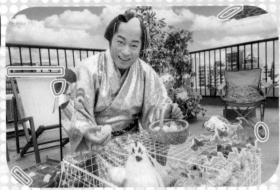

Part 1
6
【p.11】
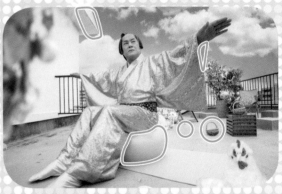

Part 1
7
【p.12】
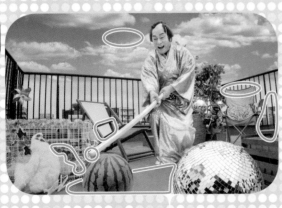

Part 1
8
【p.13】
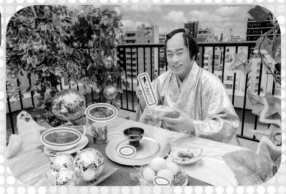

Part 1
9
【p.14】
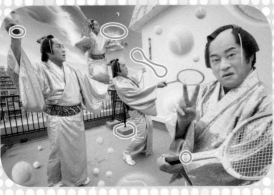

Part 1
10
【p.15】
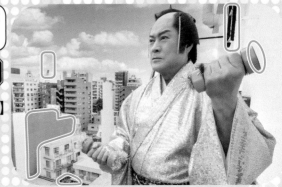

part **1** モノボケ 上 【p.16】
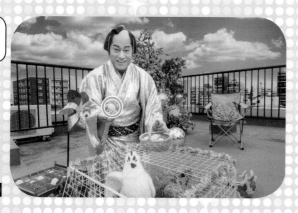

part **1** モノボケ 下 【p.16】
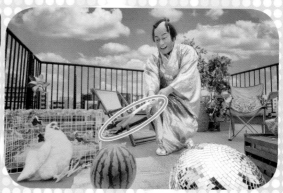

Part 2

Part **2** **1** 【p.18】
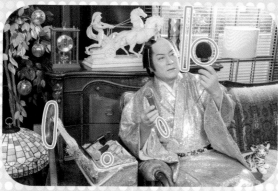

Part **2** **2** 【p.19】
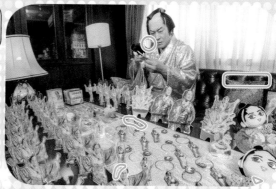

Part **2** **3** 【p.20】
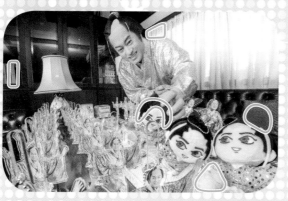

Part **2** **4** 【p.21】
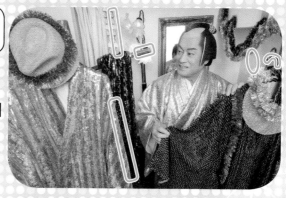

Part **2** **5** 【p.22】
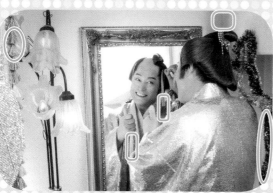

Part **2** **6** 【p.23】
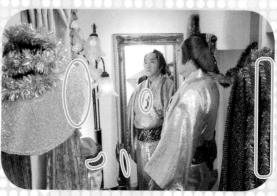

Part **2** **7** 【p.24】
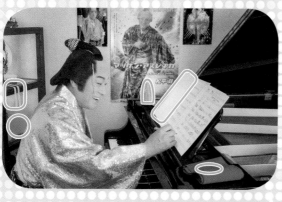

Part **2** **8** 【p.25】
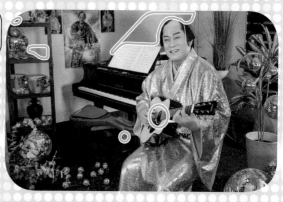

Part
2
9
【p.26】
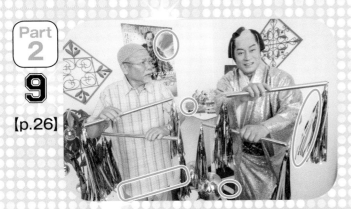

Part
2
10
【p.27】
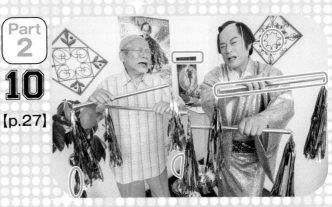

Part
2
11
【p.28】
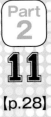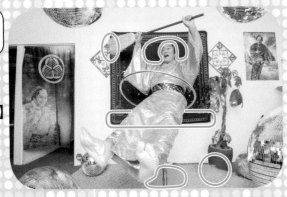

Part
2
12
【p.29】
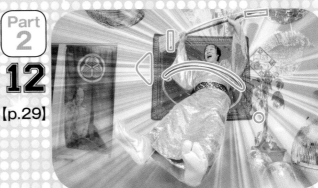

part
2
モノボケ 上
【p.30】
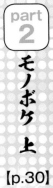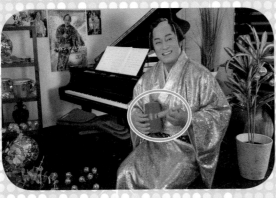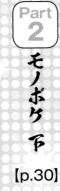

Part
2
モノボケ 下
【p.30】
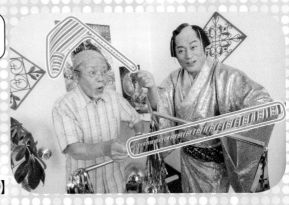

Part 3

Part
3
1
【p.32】
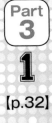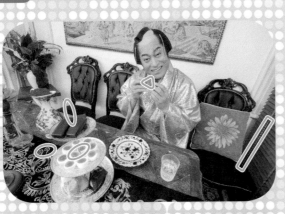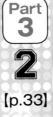

Part
3
2
【p.33】
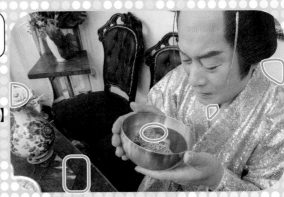

Part
3
3
【p.34】
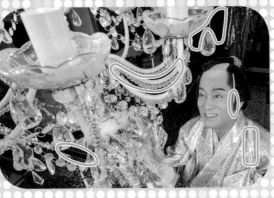

Part
3
4
【p.35】
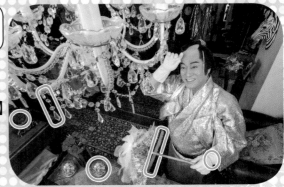

Part
3
5
【p.36】
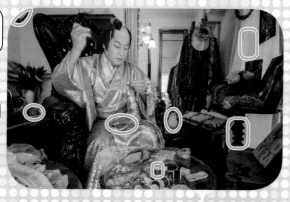

Part
3
6
【p.37】
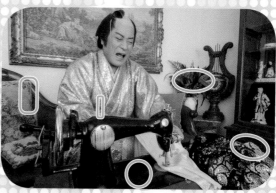

Part
3
7
【p.38】
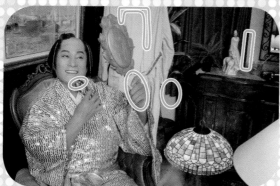

Part
3
8
【p.39】
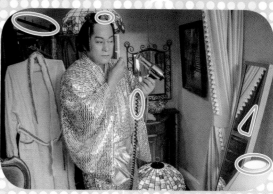

Part
3
9
【p.40】
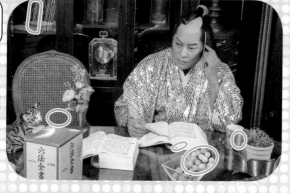

Part
3
10
【p.41】
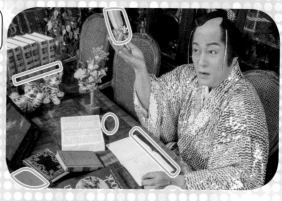

Part
3
11
【p.42】
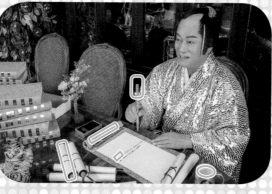

Part
3
12
【p.43】
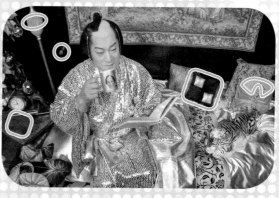

Part
3
モノボケ 上
【p.44】
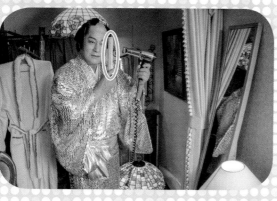

Part
3
モノボケ 下
【p.44】
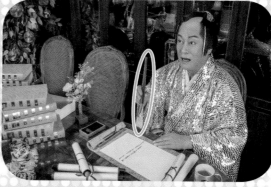

Part
4
1
【p.46】

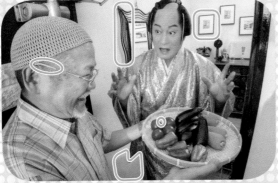

Part
4
2
【p.47】

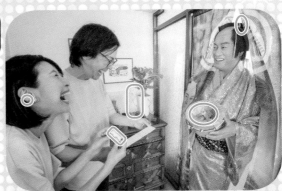

Part
4
3
【p.48】

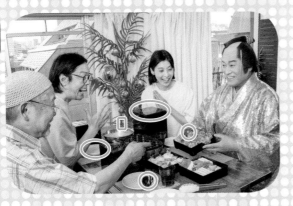

Part
4
4
【p.49】

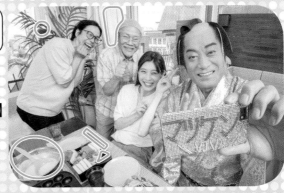

Part
4
5
【p.50】

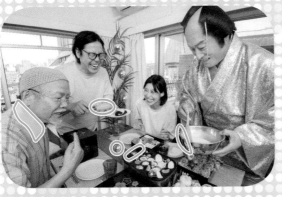

Part
4
6
【p.51】

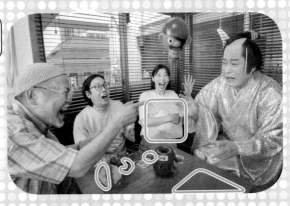

Part
4
7
【p.52】

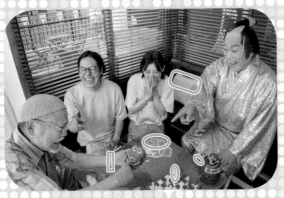

Part
4
8
【p.53】

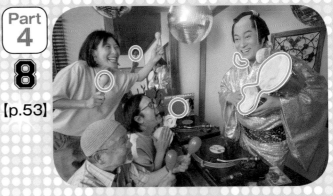

Part
4
9
【p.54】

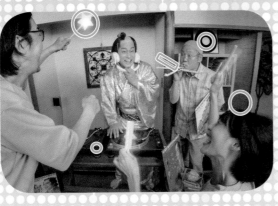

Part
4
10
【p.55】

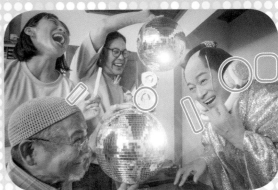

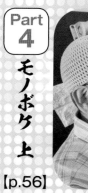 **Part 4** モノボケ 上 【p.56】

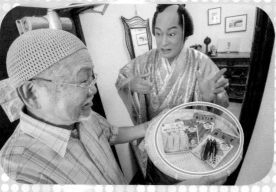

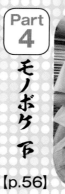 **Part 4** モノボケ 下 【p.56】

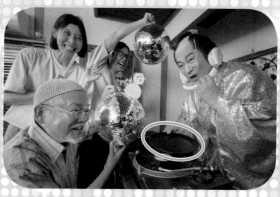

Part 5

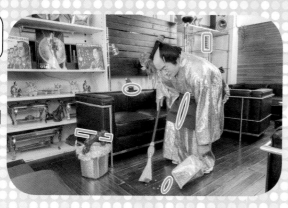 **Part 5 1** 【p.58】

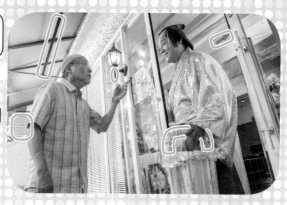 **Part 5 2** 【p.59】

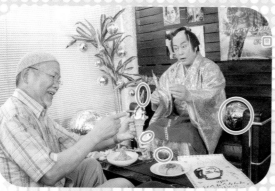 **Part 5 3** 【p.60】

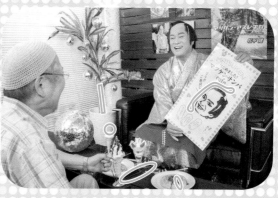 **Part 5 4** 【p.61】

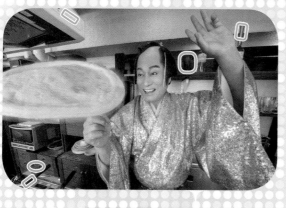 **Part 5 5** 【p.62】

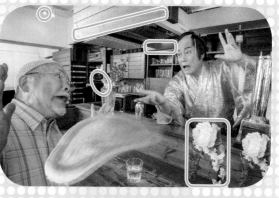 **Part 5 6** 【p.63】

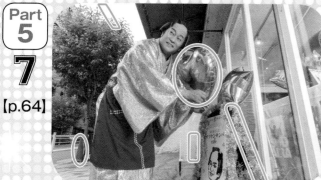 **Part 5 7** 【p.64】

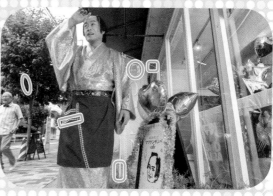 **Part 5 8** 【p.65】

Part 5
9
【p.66】
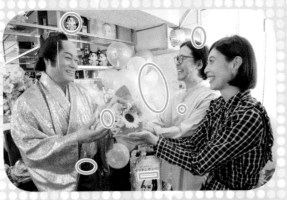

Part 5
10
【p.67】
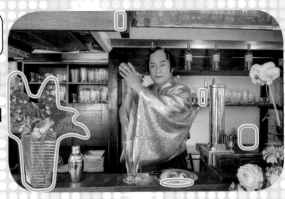

Part 5
11
【p.68】
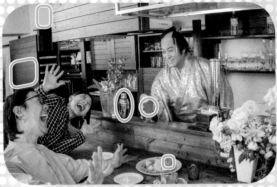

Part 5
12
【p.69】
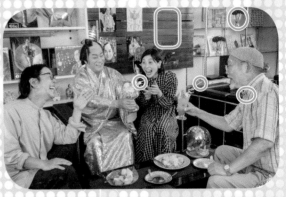

Part 5
モノボケ 上
【p.70】
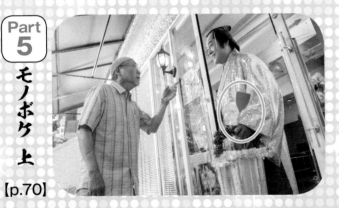

Part 5
モノボケ 下
【p.70】
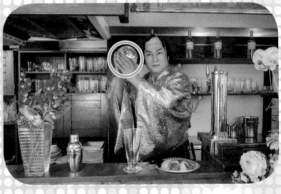

Special

モノボケ 一番上
【p.71】
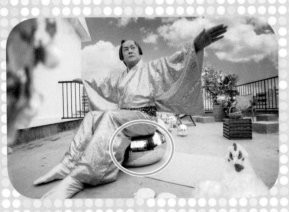

モノボケ 二番目
【p.71】
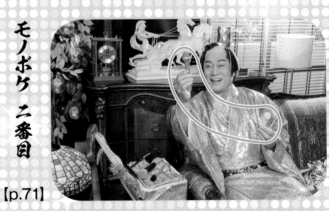

モノボケ 三番目
【p.71】
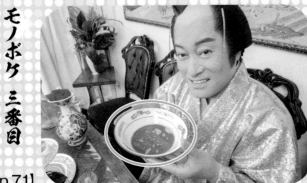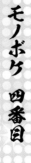

モノボケ 四番目
【p.71】
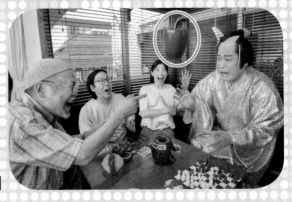

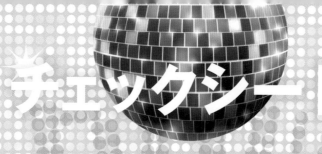

チェックシート

Part ごとに終えた日付を記録してみましょう。
何度もやることで、記憶力の向上につながるので、
2回だけでなく、3回、4回とチャレンジしてみてください。

	Part1 を終えた日	Part2 を終えた日	Part3 を終えた日	Part4 を終えた日	Part5 を終えた日
1回目	月　　日	月　　日	月　　日	月　　日	月　　日
2回目	月　　日	月　　日	月　　日	月　　日	月　　日
3回目	月　　日	月　　日	月　　日	月　　日	月　　日
4回目	月　　日	月　　日	月　　日	月　　日	月　　日
5回目	月　　日	月　　日	月　　日	月　　日	月　　日

よく頑張りましたね！

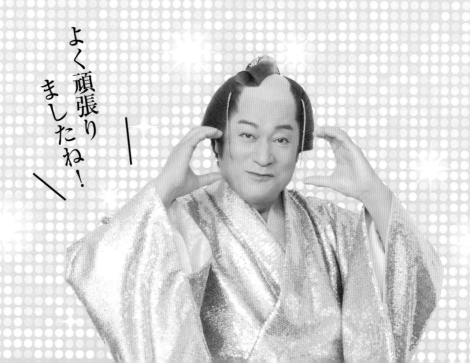

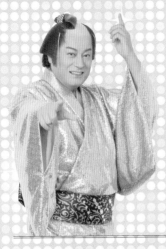

松平健

松平健。1953年11月28日生まれ、愛知県出身。1975年にドラマ『座頭市物語』の「心中あいや節」で俳優デビュー。1978年にドラマ『暴れん坊将軍』の徳川吉宗役に抜擢され、大ブレイク。同シリーズは12作を重ね、放送終了後も人気を誇る。『利家とまつ』『鎌倉殿の13人』などの大河ドラマにも出演。また、2004年にCDを発売した「マツケンサンバⅡ」で紅白歌合戦の出場を果たし、日本レコード大賞特別賞を受賞。令和に入りマツケンサンバは改めて幅広い年代から支持され、第2次ブームを起こしている。

装丁・本文デザイン	岡本慎也 （etoffe design office）	出演（マサゴ役）	真砂京之介 （三喜プロモーション）
撮影	竹中圭樹	（めい役）	菊池明明
撮影アシスタント	SHIZUKA SHERRY （竹中圭樹写真事務所）	（ひろ役）	中島広隆
	桝田涼太 （竹中圭樹写真事務所）	フード イラスト	荒川幸子 麻宮しま
衣装	阿部浩	メイキング撮影	榮穣
床山	清水康雄	撮影協力	長田昭彦 （三喜プロモーション）
			武重佳信
			中村麻依
			森桜子
			中尾真梨子

マツケンサンバの
ハッピーまちがいさがし

2024年7月20日　第1刷発行
2024年9月30日　第4刷発行

著　者　松平　健
発行人　見城　徹
編集人　森下康樹
編集者　山口奈緒子

発行所　株式会社 幻冬舎
　　　　〒151-0051 東京都渋谷区千駄ヶ谷 4-9-7
　　　　電話：03（5411）6211【編集】
　　　　　　　03（5411）6222【営業】
　　　　公式HP：https://www.gentosha.co.jp/

印刷・製本所　TOPPANクロレ株式会社

検印廃止

© KEN MATSUDAIRA, GENTOSHA 2024　Printed in Japan　ISBN978-4-344-04334-3　C0076

JASRAC 出 2405146-404

この本に関するご意見・ご感想は、下記アンケートフォームからお寄せください。
https://www.gentosha.co.jp/e/